Kirsten Schnack

Adios, Kilos!

Gesund abnehmen

Optimal essen und sich bewegen

Das Wohlfühlprogramm für Leib und Seele

BRUNNEN
VERLAG GIESSEN · BASEL

Textabdruck Prof. Hamm S. 74 aus: Geis/Hamm, Handbuch Sportlerernährung, B. Behr's Verlag Hamburg

Die Bibelzitate sind im Allgemeinen frei wiedergegeben; sie orientieren sich an der Revidierten Luther-Bibel, © Deutsche Bibelgesellschaft, Stuttgart 1999

Die Ratschläge und Empfehlungen in diesem Buch sind von den Autoren und dem Verlag sorgfältig erwogen und geprüft. Trotzdem wird keine Garantie übernommen und eine Haftung für Personen-, Sach- und Vermögensschäden ausgeschlossen.

www.brunnen-verlag.de
Zeichnungen und Grafiken im Innenteil: Wolfgang Pfau, Baldham
Fotos im Innenteil: S. 6 Mev Verlag; S. 108 Herbert Jäger, Badendorf/Lübeck
alle übrigen: Creativ Collection
Umschlagfotos: IFA, Bilderteam, Frankfurt
Umschlaggestaltung: Ralf Simon
Satz: Die Feder GmbH, Wetzlar
Druck: St.-Johannis-Druckerei, Lahr
ISBN 3-7655-1342-3

Inhalt

Vorwort

Zum dauerhaften Gesundsein gehört neben der richtigen Ernährung und der altersgerechten Bewegung auch ein guter Umgang mit Stress und Überforderung und die Fähigkeit, Kontrolle über das eigene Leben zu haben. Ebenso wichtig ist aber auch die Pflege von Beziehungen zu anderen Menschen und die Einbindung in den kulturellen Kontext. Verschiedene Untersuchungen zeigen darüber hinaus, wie entscheidend positiv sich ein persönlich gelebter Glaube an Gott auf die Gesundheit auswirkt. Sagt Gott auch etwas über unsere Gesundheit?, wird sich mancher fragen.

Vielleicht überrascht es Sie: Wir finden in der Bibel eine große Zahl von Empfehlungen für eine gesunde Lebensweise, ja wir können sagen, dass die Bibel eine Anleitung zum Gesundsein darstellt – einerseits zur Therapie, andererseits zur Prävention.

In diesem Buch möchte ich aus medizinischer Sicht zeigen, wie sinnvoll die biblische Lebensweise und gerade die Ernährung der damaligen Zeit war. Ich werde einen Bogen zwischen heutigen aktuellen Ernährungsempfehlungen und den Hinweisen in der Bibel schlagen. Sie werden feststellen, wie sich beide Bereiche berühren, in großen Teilen sogar decken!

Mit diesem Buch verfolge ich das Ziel, dass Sie zurückfinden zu einer gesunden und natürlichen Ernährung mit weitestgehend lebendiger Kost. Ferner wünsche ich mir, dass Sie – auch wenn Sie bereits einschlägig diäterfahren sind – die Ernährungsempfehlungen der Bibel wie auch der heutigen modernen Ernährungslehre ernst nehmen, sie ausprobieren und feststellen, dass sie mit Erfolg anwendbar sind.

Dabei werden Sie aus der großen Fülle der nicht dick machenden Grundnahrungsmittel reichlich auswählen können und gleichzeitig Gewicht verlieren – und das gänzlich ohne Diätfrustration und mit Genuss!

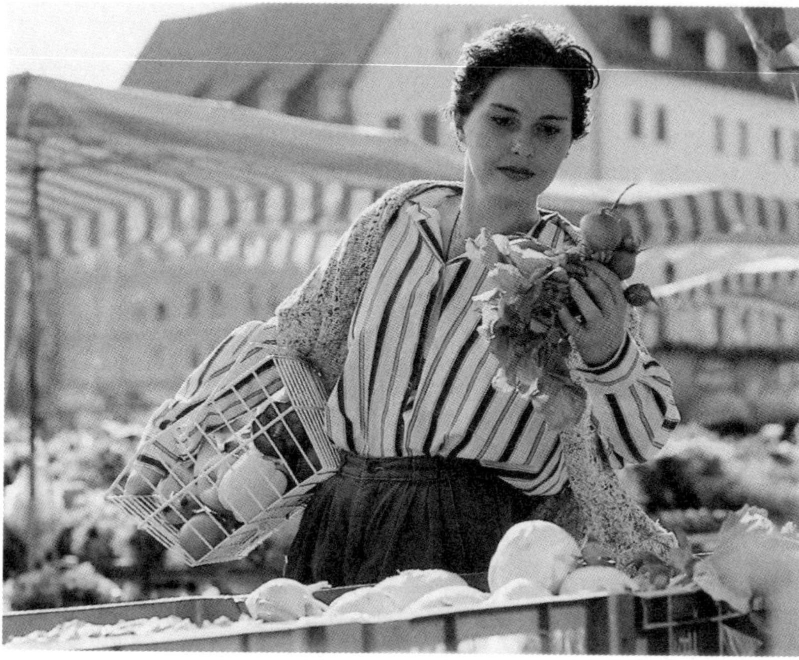

Die heutige Ernährungssituation

Die Ernährungssituation ist in Deutschland erschreckend schlecht, obwohl und gerade weil wir im weltweiten Vergleich mit die höchste Anzahl dickleibiger Menschen haben. War die Ernährungslage in Deutschland nach dem Zweiten Weltkrieg aufgrund der Unterernährung ebenfalls erschreckend schlecht, so liegt die Betonung heute nicht auf Unter-, sondern auf Überernährung. Die heutige Ernährungssituation lässt sich so zusammenfassen: Auf der einen Seite essen wir zu viel, zu fett, zu salzig, trinken zu viel Alkohol und bewegen uns zu wenig. Auf der anderen Seite leiden viele Menschen an einem Mangel an Vitaminen, Mineralstoffen, Spurenelementen und bioaktiven Pflanzenstoffen, da sie nicht mehr natürlich, sondern vielfach Fastfood essen.

Für unsere Gesundheit spielen verschiedene Faktoren eine entscheidende Rolle, wie die folgende Übersicht zeigt.

Zusammenfassung der Faktoren, die auf menschliche Gesundheit und Aktivität hinwirken:

- Ernährung mit gesunder Mischkost
- Regelmäßige körperliche Aktivität
- Pflege von Beziehungen zu anderen Menschen
- Fähigkeit, sich von Schicksalsschlägen oder Krankheiten vollständig zu erholen; daraus resultiert eine gewisse Zähigkeit, die auch als Frustrationstoleranz zu bezeichnen ist
- Kontrolle über das eigene Leben
- Kultur, zum Beispiel die Musik als Modell eines sinnerfüllten Lebens
- Gelebter persönlicher Glaube

Wenn diese Faktoren erfüllt sind, muss kein Mensch übergewichtig sein. Dabei ist gerade der erste Punkt: Ernährung mit einer gesunden

Mischkost, die Voraussetzung für Leistungsfähigkeit, Vitalität, Kreativität, Gesundsein und Normalgewicht.

Die Ernährungssituation in Deutschland sieht aber leider ganz anders aus. Obwohl wir im „Schlaraffenland" leben und unsere Töpfe immer voll sind, betragen die Behandlungskosten für ernährungsabhängige und ernährungsbedingte Erkrankungen jährlich etwa 40 Milliarden Euro.

Als Maß für die Berechnung des Übergewichts wird heutzutage weltweit der Body-Mass-Index (BMI) zugrunde gelegt. Der BMI errechnet sich folgendermaßen: Körpergewicht in kg dividiert durch Körpergröße in Metern zum Quadrat oder:

$$\text{BMI} = \frac{\text{kg Körpergewicht}}{\text{Körpergröße im Quadrat}}$$

So hat zum Beispiel eine 1,80 m große Frau, die 110 kg Gewicht auf die Waage bringt, einen BMI von 34 und somit ein erhebliches Übergewicht. Am einfachsten ist es, den BMI aus einer Tabelle abzulesen, wie die Abbildung zeigt.

Europaweit sind wir in Deutschland Spitzenreiter in Sachen Gewicht – nämlich 40 % aller Einwohner weisen einen BMI von 25–30 auf (Adipositas – „Dickleibigkeit" – Grad I). 20 % aller Deutschen haben einen BMI von 30–39,9 und somit eine Adipositas Grad II, 1 % aller Einwohner haben einen BMI von 40 und darüber und sind somit in einer Adipositas Grad III angesiedelt.

zur Tabelle:

Legen Sie ein Lineal zwischen Ihre Körpergröße und Ihr Körpergewicht. Der Schnittpunkt auf der BMI-Skala ergibt Ihren persönlichen Wert.

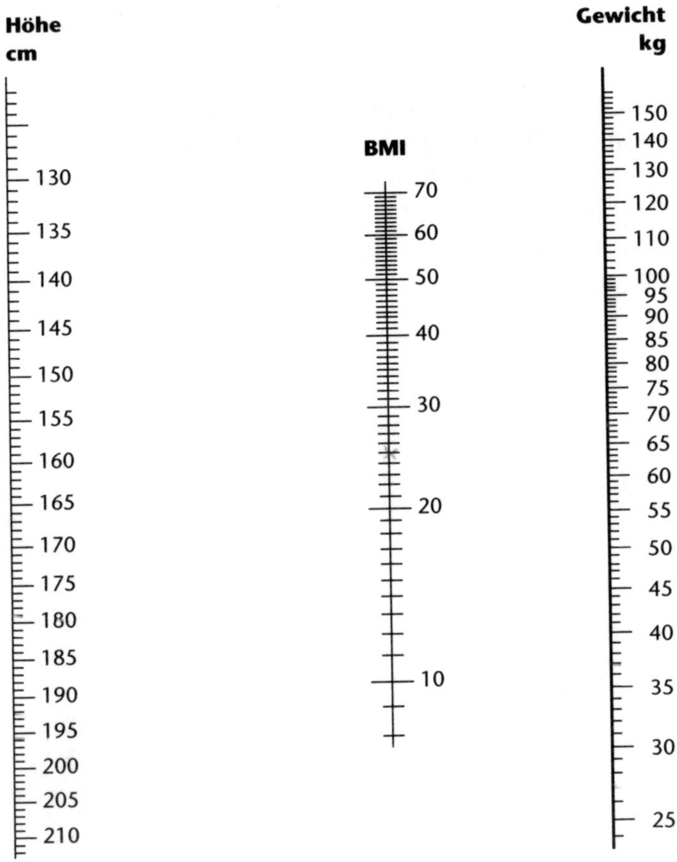

unter 18
Sie sind untergewichtig; empfehlenswert ist eine Gewichtszunahme, mit der das Wohlbefinden und die Leistungsfähigkeit verbessert werden.

18–25
Sie sind normalgewichtig.

26–30
Sie sind leicht übergewichtig und sollten Ihr Gewicht reduzieren, wenn bei Ihnen bereits eine Krankheit vorliegt, z. B. Diabetes, Bluthochdruck, Gicht, Fettstoffwechselstörung.

über 30
Eine Gewichtsabnahme ist dringend anzuraten.

Verbreitung des Übergewichts

Lediglich 39 % der Deutschen zeigen kein Übergewicht und haben somit einen BMI unter 25. Nur in wenigen anderen Ländern der Welt, etwa in den USA und in einigen arabischen Staaten, gibt es mehr Übergewichtige als bei uns.

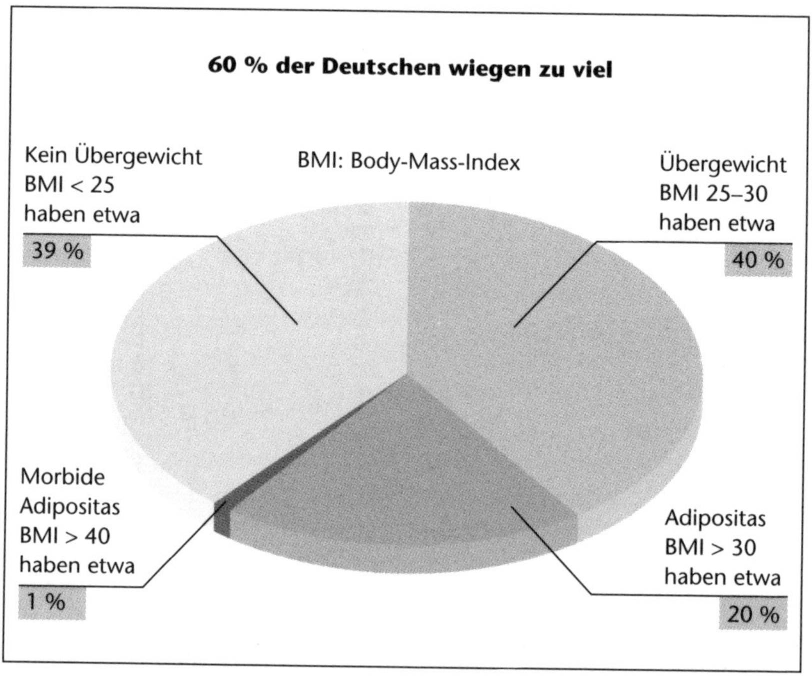

Auffallend und besorgniserregend ist, dass das Übergewicht weltweit, besonders aber in den Industrieländern wie Deutschland, zunimmt und erhebliche Gesundheitsstörungen verursacht. Unbestritten ist, dass die Fettleibigkeit zahlreiche Erkrankungen zur Folge hat und mit vielen Krankheiten in Zusammenhang steht. Sie führt in erster Linie zu einer erhöhten Sterblichkeit durch Herzinfarkte, Schlaganfälle, Arteriosklerose und Herzschwäche. Seit den achtziger Jahren gibt es in den westeuropäischen Ländern einen drastischen Anstieg der Adipositas, ja sie hat sich innerhalb von 10 Jahren verdoppelt.

Übergewicht führt häufig zu folgenden Begleiterkrankungen:

- Herz-Kreislauf-Erkrankungen mit Bluthochdruck, Durchblutungsstörungen, Verstärkung der linken Herzkammer, Herzschwäche
- Stoffwechselerkrankungen wie Typ-II-Diabetes, Fettstoffwechsel-Störungen, erhöhte Gichtkonzentrationen im Blut
- Atemerkrankungen wie Schlafapnoe, starkes Schnarchen
- Magen-Darm-Erkrankungen wie Gallenblasen-Entzündungen und Gallenstein-Bildungen, Fettleber, Entzündungen im Speiseröhrenbereich
- Erkrankungen am Bewegungsapparat wie Knie- oder Hüftarthrosen, Wirbelsäulenprobleme, Bandscheiben-Erkrankungen
- Erhöhtes Risiko für Brust-, Gebärmutter-, Prostata- und Gallenblasenkarzinom
- Störung der Fruchtbarkeit bei Frauen, Komplikationen bei der Geburt
- Probleme im psycho-sozialen Bereich wie vermindertes Selbstbewusstsein, soziale Isolation, Diskriminierung, Partner- und Berufsprobleme
- Erhöhtes Operationsrisiko, reduzierte Mobilität allgemein

Besonders auffallend ist, dass in unserem Land und hier besonders in den Großstädten Kinder und Jugendliche immer dicker werden, so dass sie schon als 20-Jährige Symptome wie ältere Erwachsene zeigen. Nicht selten entwickelt sich beim Jugendlichen bereits ein Altersdiabetes. Eine in den achtziger Jahren in Hamburg durchgeführte schulärztliche Untersuchung ergab, dass aufgrund der Zunahme des Übergewichts bei Kindern in 37 % der Fälle neben Übergewicht bereits Bluthochdruck oder schlechte Cholesterinwerte vorlagen, wodurch die Gefahr der Entwicklung einer Herzerkrankung bei jedem dritten übergewichtigen Kind droht. Bekannt ist, dass jedes zweite übergewichtige Kind auch im Alter zu dick ist. Nach vorliegenden Daten werden 41 % der übergewichtigen Siebenjährigen und 80 % der übergewichtigen Zehn- bis Dreizehnjährigen später dicke Erwachsene.

[***In Hamburg ist zum Beispiel bereits jedes vierte Kind bei der Einschulung übergewichtig!***]

In dieser Situation sind alle Beteiligten im Gesundheitswesen aufgerufen, diesen Missstand ursächlich zu beseitigen, also die Gründe für die Übergewichtigkeit aufzudecken und präventive Strategien zu entwickeln und umzusetzen, um dem Fortschreiten dieser Erkrankung Einhalt zu bieten. Denn Übergewichtigkeit ist nicht nur ein negatives Schönheitsideal, es ist ein Erscheinungsbild, das unbehandelt früher oder später in die Krankheit führt. Je mehr Übergewicht, desto höher die Sterberate!

Deshalb sollte Prävention bereits bei den Kindern anfangen, denn durch gezielte Aufklärung und Vorbeugung können in unserem Gesundheitssystem Milliarden Euro jährlich gespart werden. Deshalb fordere ich ein eigenes Schulfach „Gesundheitskunde“. Nur hierdurch kann sich das Bewusstsein für eine gesunde Lebensweise deutlich verbessern. Durch sinnvolle Präventionsstrategien sind enorme Kosten im Gesundheitswesen einzusparen (rund 25 %, Studie Universität Münster). Deshalb sollte Prävention als Aufgabe begriffen werden, für die die gesamte Gesellschaft verantwortlich ist.

Übergewicht und Körperfett

Ist die Adipositas, die Dickleibigkeit nur ein kosmetisches Problem? Von wegen! Doch das Übergewicht allein ist nicht das Gefährliche und Krankmachende: Es ist immer der erhöhte Anteil an Körperfett, der sich durch ein Ansteigen des Körpergewichts ausdrückt. Denn das Körperfett wandert nicht nur auf Hüften, Po und Bauch, sondern lagert sich sehr gerne in den Blutgefäßen und inneren Organen ab. Nicht selten entstehen hierdurch eine Fettleber, eine Arteriosklerose und weitere ernst zu nehmende Gesundheitsgefährdungen.

Die Waage als mechanisches Gerät zur Angabe des Körpergewichts ist – wie ich meinen Patienten immer wieder versuche klar zu machen – ein dummes Gerät, da sie den exakten Körperfett-Anteil nicht messen kann. Und gerade hierauf kommt es an, wollen wir bei Übergewicht gezielt das Körperfett abnehmen.

Mit einer so genannten Impedanz-Messung lässt sich exakt die Körperzusammensetzung eines Menschen feststellen, die neben dem Muskel- und Wasseranteil auch den genauen Körperfettanteil wiedergibt. Hiermit können wir nachweisen, ob eine Abnehmstrategie auch tatsächlich an den richtigen Stellen, nämlich im Körperfettanteil, sinnvoll war. Denn der Erfolg jeder Gewichtsabnahme lässt sich nur in der Reduktion des Körperfettanteils festmachen. Hierzu mehr in den Kapiteln über Abnehmstrategien („Lernen, wie wir essen sollen" und „Lernen, was wir essen sollen").

[*Bei bestehendem Übergewicht immer den Körperfettanteil bestimmen, um eine exakte Berechnung der abzunehmenden Körpermasse durchführen zu können.*]

Das Normalgewicht nimmt im Laufe des Lebens sowohl bei Männern als auch bei Frauen zu, allein schon aus der Tatsache heraus, dass ungefähr vom 30. bis zum 60. Lebensjahr rund 12 kg Muskulatur verloren und dafür rund 20 kg Fett aufgebaut werden – wenn nicht durch gezielte Bewegung (Kraft und Ausdauer) gegengesteuert wird. Ebenso verhält es sich mit den Normalwerten für Körperfett in den einzelnen Altersklassen. Hat eine 30-jährige Frau einen normalen Körperfettanteil von rund 25 %, so liegt dieser bei der 60-Jährigen bei rund 30 %. Männer haben durchschnittlich 10 % weniger Fett als Frauen, dafür ist ihre bioaktive Masse, die Muskulatur, wesentlich größer.

Normalwerte für das Körperfett der einzelnen Altersklassen

Alter	0–30	31–40	41–50	51–60	61–...
Männer	12–18 %	13–19 %	14–20 %	16–20 %	17–21 %
Frauen	20–26 %	21–27 %	22–28 %	22–30 %	22–31 %

Wichtiger noch als der absolute Wert an Körperfett ist seine Verteilung im und am Körper. Das Fettverteilungsmuster wird dann gefährlich für die Ausbildung von Herz-Kreislauf- und Stoffwechsel-Erkrankungen, wenn es sich – was häufig bei Männern der Fall ist und hormonal gesteuert wird – hauptsächlich im vorderen Bauchbereich ablagert, was der Volksmund als „Bierbauch“ bezeichnet. Hier fällt eine so genannte Apfelform mit viel Fett im vorderen Bauchbereich bei relativ schlanken Armen und Beinen auf. Bei den meisten übergewichtigen Frauen lagert sich das Körperfett gleichmäßig über den gesamten Körper ab. Diese Form der Fettverteilung – auch Birnenform genannt – ist weniger gefährlich und kann wissenschaftlich gesprochen als biologische Energiereserve angesehen werden, auf die der Körper vor allem während einer Schwangerschaft zurückgreift.

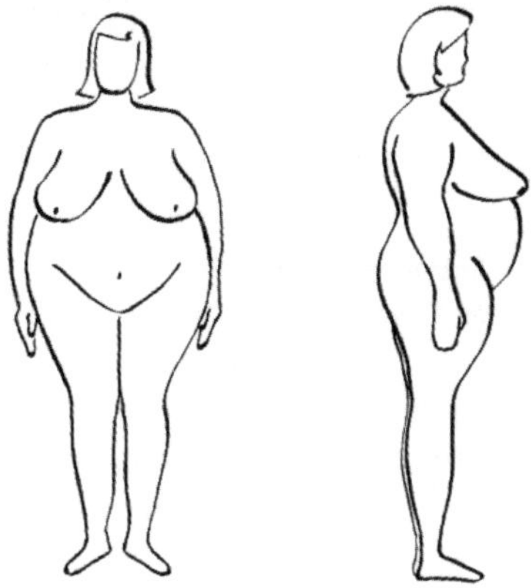

„Birnenform"

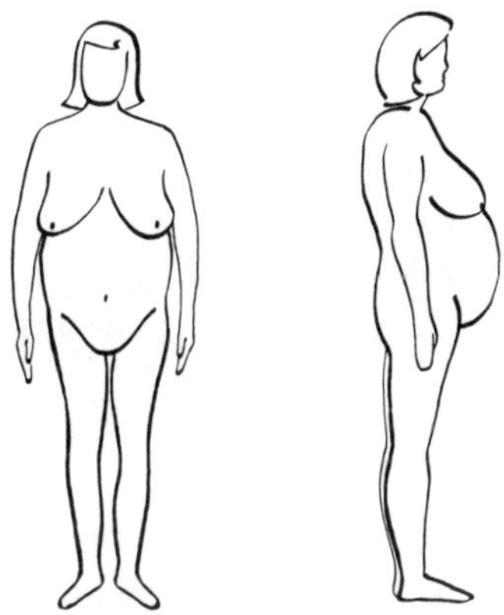

„Apfelform"

Hoch-Risiko-Fett setzen vor allem Männer am Bauch an. Dieser „Bierbauch" der „Apfeltypen" gefährdet die Gesundheit mehr als das ausgeprägte Unterhaut-Fettgewebe bei Frauen.

Abwechslungsreich und gesund essen

Bereits seit 1935 ist bekannt, dass die Verlängerung der maximalen Lebensspanne nur durch Nahrungsrestriktion ermöglicht werden kann. Nahrungsrestriktion bedeutet eine Einschränkung der täglichen Nahrungsmenge bei gleichzeitiger Deckung aller notwendigen Nährstoffe. Sie ist also eine unterkalorische Ernährung unter Vermeidung von Mangelzuständen.

Ernährungsphysiologisch und gesundheitsfördernd ist nach jüngsten Erkenntnissen eine ausgewogene Mischkost ohne Frustration durch wenig wirksame Diäten.

Diese gesunde Mischkost sollte mindestens zu 50-60 % aus komplexen Kohlenhydraten,

15–20 % aus Eiweiß,

höchstens 25–30 % aus Fett und

zusätzlich aus 2–3 l kalorienfreier Flüssigkeit wie Wasser oder ungesüßtem Tee bestehen.

Unter diesen Voraussetzungen ist sichergestellt, dass wir unter normalen Arbeits- und Lebensbedingungen alle 45 essentiellen Nährstoffe aufnehmen inklusive der gesundheitsfördernden sekundären Pflanzenstoffe.

50–60 % komplexe Kohlenhydrate	sind pro Tag etwa 300–400 g
15–20 % Eiweiß	sind pro Tag etwa 45– 60 g
25–30 % Fett	sind pro Tag etwa 60– 80 g

bei 3 Hauptmahlzeiten täglich ohne Zwischenmahlzeiten

Mit dieser Art der täglichen Ernährung kann das Körpergewicht konstant gehalten werden, eine ausreichende Versorgung mit Ballaststoffen ist gewährleistet, die körperliche Leistungsfähigkeit stellt sich optimal dar. Bei zusätzlichen Belastungen wie Krankheiten, seelischen Beeinträchtigungen, höherem Stress, regelmäßigen sportlichen Aktivitäten ist die Nahrungsaufnahme den Bedingungen anzupassen.

45 Nährstoffe	
Kohlenhydrate (Stärke und Zucker)	**Essentielle Aminosäuren (Eiweiß-Bestandteile)**
Ballaststoffe **Fette** (Lipide) **Eiweißstoffe** (Proteine) **Wasser** **Vitamine** Vitamin B1 Vitamin B2 Vitamin B6 Vitamin B12 Folsäure Biotin Niacin Pantothensäure Vitamin C Vitamin A Vitamin D Vitamin E Vitamin K **Essentielle Fettsäuren** Linolsäure Alpha-Linolensäure	Valin Leucin Isoleucin Threonin Methionin Phenylalanin Tryptophan Lysin Histin } (nur im Wachstum essentiell) Argin } **Mineralstoffe (Mengenelemente)** Natrium Chlorid Kalium Kalzium Phosphor Magnesium **Spurenelemente** Eisen Jod Fluorid Zink Kupfer Mangan Selen Chrom Molybdän

Doch leider sieht die Ernährungssituation in Deutschland ganz anders aus. Neben der Tatsache, dass wir zu viel Fett, Zucker und Alkohol aufnehmen, ist belegt, dass die Deutschen – wie übrigens Bewohner anderer Industrieländer auch – viel zu wenig von den Grundnahrungsmitteln essen.

Hier lohnt sich der Blick ins Alte Testament, denn bereits im ersten Kapitel lesen wir von der Wichtigkeit dieser Grundnahrungsmittel.

Und Gott sprach: *„Sehet da, ich habe euch gegeben alle Pflanzen, die Samen bringen auf der ganzen Erde und alle Bäume mit Früchten [Obst], die Samen bringen zu eurer Speise"* (1. Mose 1,29).

Hier finden wir also unsere Grundnahrungsmittel wie Getreide und daraus hergestellte Produkte, Obst, Gemüse, Hülsenfrüchte, Pilze, Beeren, Kartoffeln, Reis und Nüsse.

Wer so vielseitig und abwechslungsreich isst, sichert die ausreichende Zufuhr lebensnotwendiger Nährstoffe. Vollkorn-Produkte fördern die Verdauung und sind gesund. Der Genuss von Früchten und Gemüse ist lustvoll, macht Spaß und sollte zum modernen Lebensstil gehören. Gewürze aus Kräutern unterstreichen den Geschmack der Speisen, viele von ihnen wirken dazu verdauungsfördernd.

Dass die Deutschen zu wenig von diesen Grundnahrungsmitteln essen, ist das eigentliche Dilemma unserer krank machenden Ernährungssituation und der wesentliche Grund für die zunehmende Übergewichtigkeit in unserem Land. In diesen Grundnahrungsmitteln befinden sich die so genannten komplexen Kohlenhydrate – zusammengesetzte Zuckerstoffe –, die wir Menschen dringend benötigen: einmal, um den Zuckerbedarf zu decken, und zum anderen, um Leistungsfähigkeit, Gesundheit, Fitness, gute Laune und die Fettverbrennung im Körper aufrecht zu halten. Ja, Sie haben richtig gelesen: Das körpereigene Fett kann nur verbrennen, wenn genügend komplexe Kohlenhydrate in den Grundnahrungsmitteln gegessen werden. Da nützt das ganze Hungern und Verzichten nichts; wenn das „Feuer der komplexen Kohlenhydrate" nicht brennt, wird sich das Körperfett nicht einschmelzen lassen.

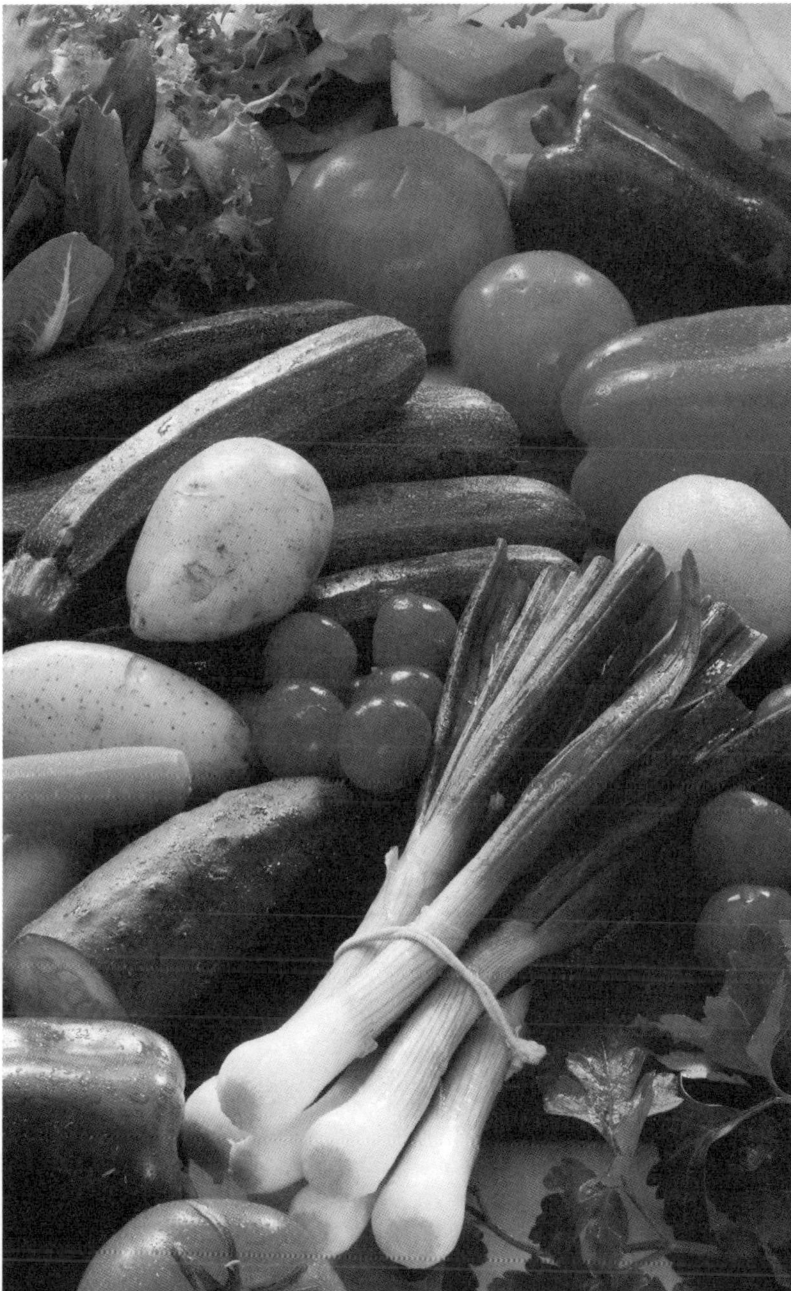

Nach wie vor gilt: Im „Feuer" der komplexen Kohlenhydrate verbrennt das Körperfett.

Wenn ich oben ausgeführt habe, dass täglich 45–60 % komplexe Kohlenhydrate gegessen werden sollten, so heißt das in der Praxis, dass bei jeder Mahlzeit der Teller mindestens zur Hälfte, besser zu zwei Drittel mit Grundnahrungsmitteln belegt ist. Es versteht sich von selbst, dass dann nur noch wenig Platz bleibt für eiweiß- und fetthaltige Lebensmittel.

Vieles spricht dafür, dass wir diese Ernährungsempfehlungen wieder annehmen und umsetzen, denn in jüngster Zeit konnte wissenschaftlich belegt werden, dass der Verzehr von Vollkornprodukten, Obst und Gemüse viele Krankheiten gar nicht erst entstehen lässt und dass die bioaktiven Stoffe, die sekundären Pflanzenstoffe, in Obst und Gemüse und eben nur hier zu finden sind und nicht in Milch, Käse, Wurst und Fleisch. Diese so genannten sekundären Pflanzenstoffe dienen der Pflanze als Schutzstoffe gegen UV-Strahlen, als Abwehrstoffe zum Beispiel gegen Fressfeinde oder als Lockstoffe für Insekten. Für den Menschen entfalten sie zusammen mit den anderen Pflanzeninhaltsstoffen wie Vitaminen, Mineralien und Spurenelementen einen umfassenden Gesundheitsschutz. Man schreibt ihnen folgende positive Wirkungen zu:

- Stärkung des Immunsystems, somit Senkung des Krebsrisikos,
- Regulierung des Cholesterinspiegels,
- Schutz vor Bakterien und Viren,
- Schutz vor freien Radikalen.

In Asien ist es Gewohnheit, die Mahlzeiten zu 70–80 % aus komplexen Kohlenhydraten zu decken und nicht wie bei uns mit gerade mal läppischen 24 %!

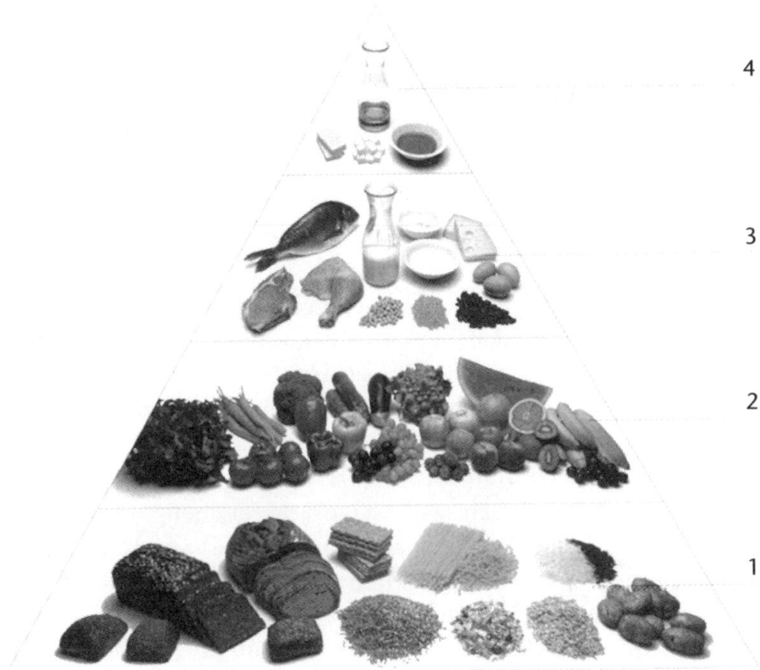

Die Ernährungspyramide

1 *kohlenhydrat- und ballaststoffreich*
Brot, Kartoffeln, Nudeln, Reis, Zerealien, Getreide, Hülsenfrüchte

2 *vitamin- und ballaststoffreich*
Obst und Gemüse

3 *eiweißreich*
Hülsenfrüchte, Fisch, Fleisch, Joghurt, Tofu, Milch, Käse

4 *Süßigkeiten und Öle*
Eis, Kuchen, Fette, Öle, Schokolade

Essgewohnheiten früherer Zeiten

Schauen wir die Essgewohnheiten der Familien vor rund 50 Jahren und früher an, so waren Fleisch- und Wurstwaren zwar zu bestimmten Zeiten üppig auf dem Speiseplan vertreten, in der Regel aber ernährte man sich von Grundnahrungsmitteln wie Getreideprodukten und allem, was der Garten hergab.

Auch die Ernährung in den Klöstern war von jeher geprägt von reichlich Gemüse als Basiskost. Die Hauptmahlzeit bestand in der Regel aus zwei Schüsseln mit gekochtem Gemüse, um den ersten Hunger zu dämpfen. Die eine Schüssel enthielt eine dicke, breiartige Suppe, meistens auf der Basis von Saubohnen oder einer anderen Hülsenfrucht wie Linse oder Erbse. Die andere Schüssel enthielt entweder ein Kohlgemüse in roher (Sauerkraut) oder gekochter Form, Salat oder Wurzelgemüse. Dazu wurde Brot in jeder Form gereicht. Die anderen Mahlzeiten waren geprägt von Breigerichten, also Gemischen aus Milch und Getreideprodukten, gekocht oder roh zubereitet. Gerade in den Klöstern waren Fleisch, Fisch und Wurstwaren nur bei bestimmten Festen zugelassen.

Das eindringlichste Beispiel für eine gesunde und leistungsverbessernde Kost finden wir im Alten Testament bei Daniel. Als Daniel und seine Freunde sich weigerten, die fettreichen, üppigen Portionen vom Tisch des Königs zu essen, gab ihnen der Aufseher stattdessen, was Daniel vorschlug.

„… da sagte Daniel zu dem Aufseher: Versuche es doch mit deinen Knechten zehn Tage und gib uns Gemüse zum Essen und Wasser zum Trinken. Danach lass dir unser Aussehen und das der anderen jungen Leute zeigen, die vom Tische des Königs essen. Danach magst du mit deinen Knechten tun, was du sehen wirst. Der Aufseher hörte auf sie und versuchte es mit ihnen zehn Tage lang. Nach den zehn Tagen sahen sie schöner und kräftiger aus als alle anderen jungen Leute, die von des Königs Speise aßen. Da gab ihnen der Aufseher weiterhin Gemüse und Wasser" (Daniel 1,11–16).

Ein schöneres Loblied für eine Ernährung mit Grundnahrungsmitteln auf der Basis von komplexen Kohlenhydraten können wir nicht singen. Bitte, verstehen Sie mich nicht falsch: Ich möchte nicht erreichen, dass Sie ab sofort nur noch Gemüse und Wasser aufnehmen, sondern dass Sie den Anteil Ihres täglichen Gemüse- und Obstanteils deutlich steigern. Aus ernährungsphysiologischer Sicht wird gefordert, dass wir zum Gesundsein und -bleiben mindestens fünf Portionen hiervon täglich nehmen sollten, wobei eine Portion die Menge ist, die in Ihre hohle Hand passt, zum Beispiel 1 Apfel, 1 Apfelsine, 1 Banane oder etwa 150 g Salat, 200 g Bohnen, 200 g Möhren usw.

Auch heute noch – nach 4000 Jahren – ist dieses Ernährungskonzept absolut modern und aktuell: Viele komplexe Kohlenhydrate, ausreichend Eiweiß und nur wenig Fett sind die Basisernährung für Gesundheit, Sättigung, gutes Aussehen und Leistungsfähigkeit.

Essgewohnheiten heute

Essgewohnheiten heute – Empfohlene Nährstoffaufnahme und tatsächliche Nährstoffaufnahme im Vergleich

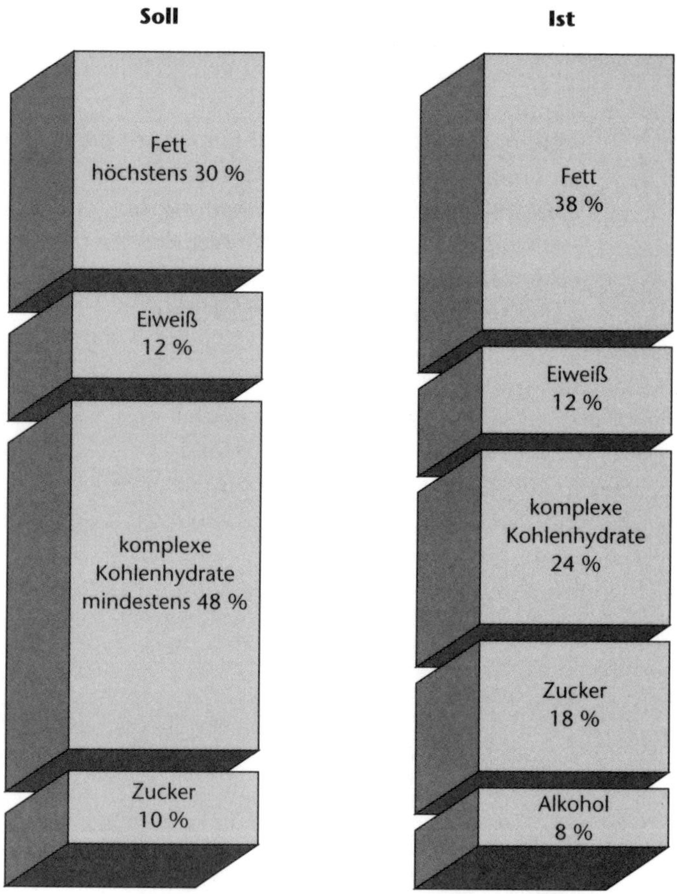

30 % Fett	=	ca. 60–80 g Fett am Tag
12 % Eiweiß	=	ca. 45–60 g am Tag
48 % Kohlenhydrate	=	300–400 g am Tag

Hier sehen wir auf den ersten Blick beim Vergleich des Soll- und Ist-Wertes, dass es große Diskrepanzen im Essverhalten der Deutschen gibt. Das auffälligste Merkmal liegt in der Tatsache der zu geringen Aufnahme der so genannten komplexen Kohlenhydrate, also der Nährstoffgruppe, die wir in den Grundnahrungsmitteln finden.

In dieser Nährstoffgruppe liegt der „Futterstoff" für unsere Körperzellen, auf den wir nicht verzichten können. Es ist der Zucker, den unsere Körperzellen und hier besonders die Muskel- und Gehirnzellen brauchen, um arbeiten und denken zu können. Allein unser Gehirn braucht täglich zwischen 100 und 250 g Traubenzucker, die Muskeln etwa 60–80 g. Wir sind von Geburt an auf Zucker programmiert, schon das Kind im Mutterleib kann sehr wohl unterscheiden, ob das Fruchtwasser, in dem es schwimmt, süß schmeckt oder den Geschmack eines Nahrungsmittels der Mutter angenommen hat. Mit der Präferenz für Süß kommen wir zur Welt, und dieser Geschmackssinn wird durch die leicht süßlich schmeckende Muttermilch entsprechend befriedigt. Doch der Zucker in den Grundnahrungsmitteln, versteckt als komplexes Kohlenhydrat, schmeckt erst dann süß, wenn er aufgespalten wird. Wenn wir ein Stück Vollkornbrot lange im Mund hin und herbewegen, werden wir den leicht süßlichen Geschmack erkennen. Die Zuckeraufspaltung geht dann im Laufe der weiteren Verdauung weiter, bis das komplexe Kohlenhydrat in all seine Einzelheiten, sprich Einfachzucker aufgespalten ist und einlagerungsfähig als Glykogen in die Muskeln und die Leber wandert. Hier wird der Zucker dann abgerufen, je nach Bedarf bei körperlicher Belastung für die Muskulatur oder bei geistiger Belastung fürs Gehirn.

So ist der Verdauungsmechanismus im menschlichen Körper eingestellt – wir brauchen also gar keinen gekauften weißen, raffinierten, rieselfähigen Industriezucker, um den Bedarf nach Süßem zu stillen. Wenn wir genügend komplexe Kohlenhydrate mit der täglichen Nahrung aufnehmen, macht sich unsere körpereigene „Zuckerfabrik" den Zucker je nach Bedarf selbst. Dann hört automatisch der Appetit nach Süßigkeiten, Schokolade usw. auf, ohne dass wir diesen Umstand als Mangel erfahren müssten.

Die Erfindung der modernen Zuckerherstellung und das Aufnehmen großer Mengen von gezuckerten Produkten wie Kuchen,

Kekse, Süßigkeiten, zuckerreichen Getränken lässt den Stoffwechsel des Menschen durcheinander geraten. Hierdurch greift er nicht mehr auf die natürlichen Grundnahrungsmittel zurück. Hinzu kommt eine unerklärliche Angst vor der Vorstellung, Nudeln, Reis, Kartoffeln machten dick. Tatsächlich sind es nicht die Grundnahrungsmittel, die uns dick werden lassen, sondern die fetten und zuckerreichen Beilagen. Der menschliche Stoffwechsel leidet immer dann, wenn nach der Aufnahme großer Mengen einfacher Kohlenhydrate viel Insulin ausgeschüttet wird, um hiermit den Blutzuckergehalt wieder zu normalisieren.

Die komplexen Kohlenhydrate sind im Gegensatz zu den einfachen Kohlenhydraten (Einfachzuckern wie Glukose, Dextrose, Saccharose) keine Dickmacher, sondern ausgesprochene Fitmacher, denn sie schenken uns Konzentrationsfähigkeit, gute Laune, körperliche und seelische Frische, Vitalität und Gesundheit. Ein Mangel an diesen Grundnährstoffen gefährdet die Gesundheit, macht müde, schlapp und schlecht gelaunt und kann, gerade bei jungen Menschen, zu einer Essstörung führen.

Der individuelle Stoffwechsel

Kritiker werden immer wieder vom „guten“ und vom „schlechten Futterverwerter“ sprechen und ihr Dicksein auf diesen Umstand zurückführen. Wie in vielem, so liegt auch hierin ein Fünkchen Wahrheit. Tatsächlich gibt es Menschen, die bei gleicher Energieaufnahme schlank bleiben, und andere, die ständig zunehmen. Dieses Ungleichgewicht im Stoffwechsel führt bei den Schlankbleibenden zu einer Verpuffung von rund 300–400 kcal täglich als Wärme, bei den „guten Futterverwertern“ aber führt die gleiche Menge an Kalorien zu einer Umwandlung in Fett. Von Natur aus ist dieser Vorgang für Notzeiten ja sehr sinnvoll, doch haben wir Ernährungsnotzeiten in unseren Breiten längst überwunden. Was im Volksmund lange Zeit als drüsenkrank bezeichnet wurde, ist einfach unsere Erbanlage, die die unterschiedliche Wärmebildung – Thermogenese – nach Nahrungsaufnahme ausmacht. In unserer Wohlstandsgesellschaft mit der überreichen Auswahl an schmackhaften, kalorienreichen Speisen haben es die „schlechten Futterverwerter“ besser, da sie auf fast nichts verzichten müssen. Die „guten Futterverwerter“ haben es schwerer, da sie täglich auf 300–400 kcal verzichten sollten. Das entspricht etwa einem Stück Apfeltorte mit Sahne oder einer Bratwurst. Diese Personengruppe ist gut beraten, wenn sie in erster Linie Lebensmittel mit wenig Kalorien, aber einer hohen Nährstoffdichte wählt, wie sie in den Grundnahrungsmitteln, vor allem in Getreideprodukten aus Vollkorn sowie in Obst und Gemüse vorkommen.

Leider lässt sich aus dem Gesagten auch ableiten, dass bei uns Menschen nun mal nicht für den Wohlstand, sondern für den Mangel vorgesorgt ist. In der Wohlstandsgesellschaft haben wir weit mehr Hürden zu nehmen und krank machende Situationen zu vermeiden als in Mangelzeiten, gerade in Hinblick auf die ernährungsabhängigen und ernährungsbedingten Erkrankungen. Wenn wir uns diesen Umstand klar machen, wird es nicht mehr so schwer sein, bei Übergewicht regulierend einzugreifen. Allerdings bleibt festzuhalten, dass die Prävention von Übergewicht leichter ist als die Therapie bei schon bestehendem Übergewicht.

Wir Menschen sind nicht auf Wohlstand, sondern auf Mangel programmiert.

Entscheidend für unseren Lebensstil und damit auch für Veränderungen ist dabei weniger die richtige Information als unsere eigene Meinung dazu und wie wir sie in unser Leben einbauen. Schon der griechische Philosoph Epiktet (50–ca. 140 n. Chr.) sagte: „Nicht die Tatsachen beunruhigen uns, sondern die Meinungen, die wir zu den Tatsachen haben." Das macht viele Veränderungen auch so mühsam. Wir können nicht auf einen kleinen inneren Knopf drücken - und dann läuft alles in eine neue Richtung. Einer Änderung geht vielleicht eine Tatsache voraus, die wir zur Kenntnis nehmen. Aber entscheidend ist dann, wie wir uns geistig und gefühlsmäßig zu ihr stellen. Ob uns etwas in Fleisch und Blut übergeht. Ob unser Lebensstil und -gefühl sich verändern. Auch aus diesem Grund ist die persönliche Glaubensbeziehung für die Gesundheit so bedeutsam: Wir können Gott bitten, uns bei der Meinungsbildung zu unterstützen, uns Hinweise für unser Denken und Handeln zu geben. Auf unsere Bitte hin kann er unser Bewusstsein und unser Unterbewusstsein verändern, uns einen für uns gesunden neuen Weg führen. Diese Möglichkeit werden wir im weiteren Verlauf noch verschiedentlich aufgreifen.

Traditionelle gesunde Mittelmeerkost

Seit einigen Jahren ist bekannt, dass die Menschen in den Mittelmeerländern wesentlich weniger Herzerkrankungen, Krebserkrankungen und Übergewicht aufweisen als bei uns. Wenn wir uns deren Essgewohnheiten ansehen, fällt auf, dass sie genau die Empfehlungen der Bibel nach ausreichender Deckung mit komplexen Kohlenhydraten, also Grundnahrungsmitteln, erfüllen. Und auch der Fettkonsum stellt sich in der Mittelmeerkost deutlich anders dar als bei uns.

Die traditionelle Mittelmeerkost-Pyramide

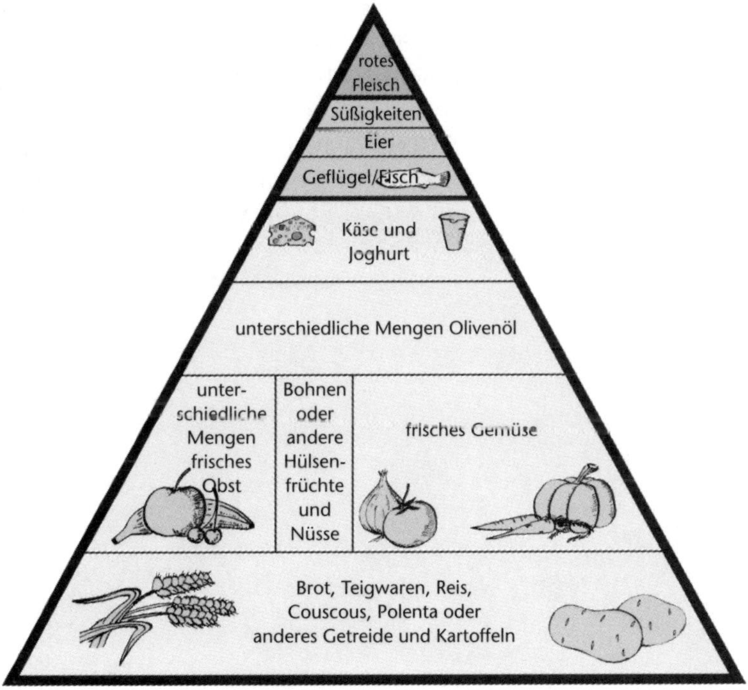

Bei der Analyse der Mittelmeerkost fällt sofort auf, dass sie sich mit den Empfehlungen Gottes im Alten Testament fast vollständig deckt. Auch Israel gehört zu den Ländern, die am Mittelmeer liegen. Brot wird dort täglich gegessen, wobei es sich in biblischer Zeit um kräftiges, dunkles Brot handelte. Nudeln, Reis, Couscous, Kartoffeln, Bulgur werden oft mit Gemüse und Kräutern zusammen serviert. Dunkler Reis steht vor weißem Reis. Obst wird hier in allen Formen angebaut und reichlich gegessen, desgleichen Gemüse und Salate. Der Pro-Kopf-Verbrauch an Gemüse liegt auf der Insel Kreta mit 230 kg pro Person und Jahr wesentlich höher als bei uns in Deutschland mit 92,4 kg pro Person und Jahr. Hier haben wir viel aufzuholen. Große Unterschiede gibt es auch im Fleischverzehr. So ist man in den Mittelmeerländern gewohnt, generell mehr Fisch als Fleisch zu sich zu nehmen, wobei man magerem Geflügelfleisch gegenüber rotem und fettem Fleisch den Vorzug gibt. Die Zubereitung der Speisen geschieht generell mit Olivenöl und nicht mit tierischen oder gesättigten Fetten, ein weiterer Pluspunkt in der Prävention von so genannten Zivilisationserkrankungen.

Die Ernährungsempfehlungen, die Gott uns im Alten Testament gibt, haben einen ganz praktischen Gesundheitswert. Im 2. Buch Mose 15,26 sagt er uns, dass er unser Arzt ist und uns keine Krankheiten auferlegen will, wenn wir ihm gehorchen, auf seine Gebote achten und seinen Anweisungen folgen.

Essen und Glaube

Erstaunlicherweise wird das Thema Übergewicht in der Bibel nicht thematisiert. Wohl deshalb nicht, weil die Menschen jahrtausendelang nach den Essgeboten Gottes gelebt, sich wesentlich mehr bewegt haben und deshalb rank und schlank waren. Darüber hinaus waren Speisen, die zu Erkrankungen und Übergewicht führten, in früheren Zeiten besonders teuer und nur für bestimmte Schichten erschwinglich.

In unserer Wohlstandsgesellschaft sieht das anders aus. Gerade die Speisen, die in früheren Jahren für die meisten Menschen unerfüllbarer Wunsch blieben, kommen heute durch Massenproduktion und Massentierhaltung bevorzugt in die Regale, die Einkaufstüten und den Kochtopf. Der Beginn eines schleichenden Selbstmordes: Die Hälfte der Bevölkerung bringt sich heute mit Messer und Gabel um (Fachtagung „Umwelt und Gesundheit, Essverhalten“, München 1998)! Somit gehen die meisten Gefahren für die Gesundheit des Menschen nicht von der Umwelt, sondern von persönlichen Verhaltensweisen, vom persönlichen Lebensstil aus.

Der kürzlich verstorbene ehemalige Erzbischof von Fulda, Johannes Dyba, ging so weit zu sagen, dass „Fett- und Feistsein den Glauben behindere“ und dass „der Gott des heutigen modernen Menschen sein Bauch“ sei. In Gottes Wort lesen wir, dass Menschen, die die weltlichen Genüsse als Lebenserfüllung ansehen, leicht in Leere und Mangel enden (Prediger 2,1 und 6,7), und im 5. Buch Mose 8, ab Vers 10 mahnt Gott sein Volk, ihn im Zustand des Sattseins nicht zu vergessen.

Vielen Menschen ist nicht bewusst, dass Gott uns aus Liebe vor übermäßigem Essen genauso warnt wie vor hohem Alkoholkonsum oder Rauchen. In Galater 5,19–21 macht Paulus keinen Unterschied zwischen „Fressern“ und „Säufern“: „*Offenbar sind die Werke des Fleisches, es sind Unzucht … Ausschweifungen … Trinkgelage, Völlerei und dergleichen … die, die so etwas tun, werden das Reich Gottes nicht erben.*“ Gott will, dass wir nicht zu den „Weinsäufern“ und nicht zu denen, „die Fleisch verprassen“ (Luther: „*Säufern und Schlemmern*“) gehören (Sprüche 23,20), und Römer 13,13 sagt deutlich: *„Lasst uns anständig wandeln wie am Tag; nicht in Schwelgereien und Trinkgelagen …"*

Auch wenn in der Bibel nicht von Übergewicht gesprochen wird, so wird deutlich, dass übermäßiges Essen uns vom guten Weg zum Leben abbringt. Es ist das *„Werk des Fleisches"*, also der vergänglichen, todverfallenen Welt (Galater 5,19), oder sogar das *„Werk der Finsternis"* (Römer 13,13). Die Befriedigung und der Lebenssinn, die wir uns vielleicht vom übermäßigen Essen erhoffen, stellen sich nicht ein. Das bestätigen viele Menschen aus eigener Erfahrung. Im Gegenteil: Sie berichten, wie leicht sie so eine Lebensgewohnheit nach unten zieht. Dann lehnen sie sich selbst ab, kreisen um negative Gedanken und Gefühle, sehnen sich nach weiterem Essen und finden gerade nicht die Lust und Freude, die sie erwarteten.

Ferner lesen wir in der Bibel von den ganzheitlichen Konsequenzen übermäßigen Essens: Das Herz wird beschwert (Lukas 21,34), der Mensch verarmt in materieller Hinsicht (Sprüche 23,21), es führt zu Krankheit und Verdruss (Prediger 5,16). Übermäßiges Essen, „Völlerei", wie Luther übersetzt, ist also Ausdruck eines unheilvollen Lebensstil und gehört zu den sieben Todsünden.

Gott weiß aber auch, dass wir unseren Lebensstil nicht einfach vom Kopf her umkrempeln können. Die Bibel beschreibt den Menschen immer wieder als Wesen mit Geist, Seele und Körper, wobei die drei nicht voneinander zu trennen sind. So wird auch der Glaube als Haltung des *ganzen* Menschen gesehen, mit Herz, Körper und Verstand. Gott spricht in seinem Wort nicht nur unseren Kopf an. Er will in uns wohnen, wie Paulus das beschreibt, und zwar nicht nur in unseren Gedanken, sondern auch in unserem Körper. Paulus sagt das so: Gott macht unseren Körper zu einem Haus, in dem sein Heiliger Geist wohnt (zu einem *„Tempel des Heiligen Geistes"*, 1. Korinther 3,16–17). Wenn Gott so liebevoll mit unserem Körper umgeht – sollten wir nicht auch damit anfangen?! Wie wir dieser Haltung näher kommen, werden wir weiter unten sehen.

70 % aller Erkrankungen heute sind lebensstilbedingt. Bei 70 % aller Erkrankungen haben es die Menschen selbst in der Hand, durch Veränderung ihres Lebensstils Krankheiten

nicht entstehen zu lassen (Primärprävention) oder bereits vorhandene Krankheiten durch Gegenmaßnahmen zu bessern (Sekundärprävention).

40 % aller Krankheitskosten wären somit vermeidbar – eine immense Einsparung im Gesundheitswesen wäre die Folge. – In der persönlichen Beziehung zu Gott liegt für uns hier eine große Chance!

Im Vertrauen zu Gott können wir negative Sätze in unserem Kopf überwinden. Oft reden wir uns ein, dass wir von unserem Gewicht nicht herunterkommen, weil es in der Vergangenheit bei entsprechenden Versuchen nicht geklappt hat. „Wir schaffen es einfach nicht, obwohl wir darüber gebetet haben", höre ich oft von meinen Patienten. Solche Negativ-Sätze legen uns fest. Aber wir müssen ihnen nicht länger glauben! Viele übergewichtige Menschen reden sich einfach wieder und wieder ein, dass sie es nicht schaffen. Dahinter steckt vielfach die irrige Überzeugung, dass sie nicht gegen ihre Wünsche angehen könnten, da diese zu stark seien, um sie zu kontrollieren. So habe ich Patienten, die immer wieder Süßigkeiten zur Befriedigung brauchen, auch wenn sie genau wissen, wie schädlich der raffinierte Zucker für Gesundheit und Gewicht ist.

Oftmals ist es mangelnde Selbstdisziplin, die uns nicht zur rechten Zeit mit dem Essen aufhören lässt. Mangelnde Selbstdisziplin macht unzufrieden, baut Schuldgefühle auf, was wiederum ein mangelndes Selbstvertrauen hervorruft. Wenn Menschen der Meinung sind, dass jeder körperliche Erschöpfungszustand und jede Anstrengung entsetzlich sind und somit durch Essen kompensiert werden müssen (und dann noch durch das Falsche!), so steckt dahinter die mangelnde Bereitschaft, sich zu überwinden, das Essen sein zu lassen und sich mit anderen Dingen zu beschäftigen.

Die Behauptung, etwas in diesem Zusammenhang nicht zu können, ist eine Lüge! Wenn meine Patienten sagen, sie könnten nicht abnehmen und ihre Gelüste nach bestimmten Köstlichkeiten könnten nicht gebremst werden, so versuche ich, ihnen das Gegenteil zu beweisen.

Wahr ist nämlich, dass jeder und jede abnehmen kann. Jeder

Mensch hat die Möglichkeit, Nein zu sagen. Er kann aufhören, fette und zuckerreiche Dinge zu essen, er kann sich einer Abnehm-Gruppe anschließen. Er kann in der Bibel lesen, dass wir alles vermögen durch Jesus, der uns stark macht (siehe Philipper 4,13). Wir können es nicht aus unserer eigenen Kraft, aber wenn wir Jesus darum bitten, wird er uns seine Kraft dafür schenken. Dafür ist Jesus schließlich gestorben, damit wir frei sind von dem, was uns zerstört. Wir können uns jederzeit an ihn wenden.

Dann werden wir frei, Ja oder Nein zu sagen. Sich einzureden, keine Selbstbeherrschung zu haben, ist unwahr und führt in die Abhängigkeit – in Esssucht, Drogen oder eine andere Verhaltensweise, die uns unglücklich macht.

Selbst wenn unzählige Abnehmversuche in der Vergangenheit fehlgeschlagen sind, sollten wir uns davon gedanklich distanzieren und wieder neu nach vorne schauen. „Ich kann nicht, weil es früher auch nicht gelungen ist“, ist eine Lüge und hindert uns, neu zu beginnen.

Die Bibel ist voller Verheißungen für uns. Gott will, dass wir ein glückliches Leben führen, in Selbstannahme und Selbstvertrauen. *„Fürchte dich nicht, ich bin mit dir. Weiche nicht, denn ich bin dein Gott. Ich stärke dich, ich helfe dir auch, ich halte dich durch die rechte Hand meiner Gerechtigkeit“*, lesen wir bei Jesaja 41,10.

Wir können mit Gott Selbstbeherrschung lernen. Wichtig ist, dass wir falschen Überzeugungen in unseren Gedanken als Lügen entgegentreten und wahre Sätze dagegenhalten. Mit Gottes Hilfe müssen wir den negativen Einreden nicht weiter anhängen. Mit seiner Hilfe können wir auf das Essen, das uns dick macht, verzichten, weil uns dieser Verzicht vielleicht schwer fällt, aber nicht schadet. Probieren wir es aus! Unser Wille ist hier gefragt. Gott will uns zu freien Wesen machen, aber nicht ohne unsere Einwilligung. Manchmal mag Verzicht als schmerzhaft empfunden werden. Trotzdem bedeutet dies keine Katastrophe, im Gegenteil: Wenn Sie zu bestimmten Dingen Nein sagen, werden Sie einen Sieg erringen und mit sich zufriedener sein, als wenn Sie Ihrem Bedürfnis nach unkontrolliertem Essen nachgegeben hätten.

In Lukas 21,19 lesen wir: *„Seid standhaft, dann werdet ihr euer Leben gewinnen.“* Wir dürfen trotz Verzicht, trotz Mühe und nega-

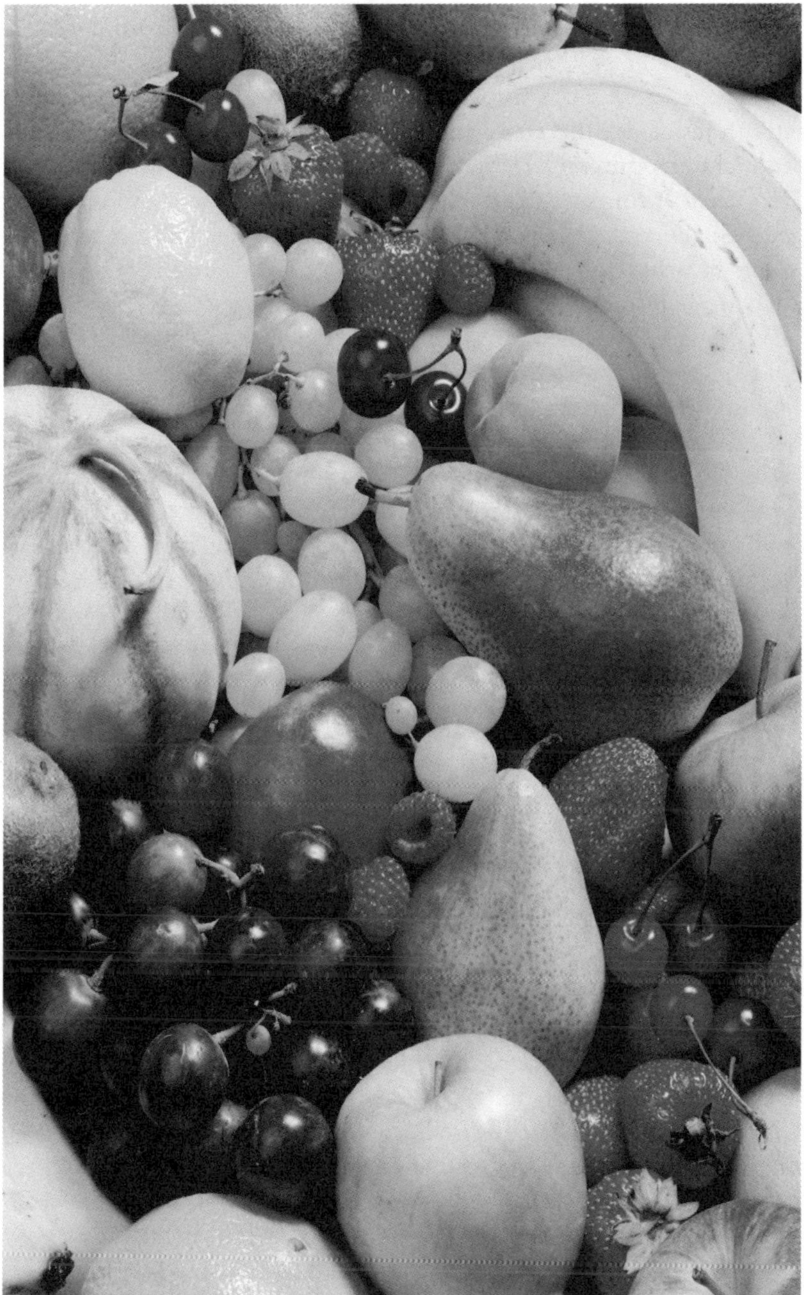

tiven Gefühlen ein glückliches Leben führen, weil wir Kinder Gottes sind und er uns immer zur Seite steht.

Kann es sein, dass Ihnen der Verzicht auf etwas Bestimmtes schwer fällt, weil damit für Sie keine Aussicht auf Belohnung verknüpft ist? Dann ändern Sie das. In Zukunft dürfen Sie sich für das Erreichen Ihres gesteckten Abnehmziels angemessen belohnen. Für jedes abgenommene Pfund sollten Sie sich ausgiebig loben und sich etwas Schönes vornehmen. Selbstbeherrschung lernen Sie nicht, indem Sie sich für jedes Versagen bestrafen.

Bei jedem Abnehm-Erfolg dürfen Sie sich über sich selbst freuen. Das unterstützt die Selbstbeherrschung und hilft, weitere Erfolge einzufahren. Selbstbeherrschung ist eine Frucht des Heiligen Geistes, sie kann bei entsprechender Pflege ein Teil Ihres Wesens werden. Erlauben Sie also dem Heiligen Geist, Sie zu führen und Ihnen zur Seite zu stehen. Mit Gottes Hilfe ist alles möglich, mag der Berg anfangs noch so hoch sein. Der Heilige Geist in uns ist größer als die Versuchung, die uns vorgaukelt, auf Bestimmtes nicht verzichten zu können.

Machen Sie sich klar, dass Sie ohne Jesus nichts erreichen können. Mit ihm aber haben wir alles zum Leben Notwendige, auch die Kraft, auf richtige Art und Weise Pfunde zu verlieren. Wagen Sie es, ihm mehr zu vertrauen als Ihren gewohnten Negativ-Sätzen.

Wie gewinnt Gott in uns Einfluss oder anders gesagt: Wie wirkt er in uns? Er hat sicher viele Möglichkeiten dazu. Eine ist, dass wir uns seinem Wort aussetzen, es auf uns wirken lassen, zum Beispiel einen Vers wieder und wieder lesen, bis wir ihn auswendig können, ihn „kauen“, ihn in Gedanken behalten, bis wir abends einschlafen. Jeder kann da in der Bibel den für ihn gerade wichtigen Vers suchen.

Mit Sätzen wie diesen aus der Bibel haben Menschen einen Weg fort von der Lüge und hin zum Leben gefunden:

„Und der Herr wird dich immerdar führen und dich sättigen ... Und du wirst sein wie ein bewässerter Garten und wie eine Wasserquelle, der es nie an Wasser fehlt“ (Jesaja 58,11).

„Der Herr ist mein Hirte, mir wird nichts mangeln“ (Psalm 23,1).

„Bei dir ist die Quelle des Lebens, und in deinem Licht sehen wir das Licht“ (Psalm 36,10).

„Was betrübst du dich, meine Seele, und bist so unruhig in mir?

Harre auf Gott; denn ich werde ihm noch danken, dass er meines Angesichts Hilfe und mein Gott ist" (Psalm 42,6).

Jesus sagt von sich: „*Ich bin das Brot des Lebens*" (Johannes 6,35).

„*Ich bin die Auferstehung und das Leben. Wer an mich glaubt, der wird leben*" (Johannes 11,25).

Suchen Sie in der Bibel nach dem Satz, bei dem etwas in Ihnen mitschwingt. Gehen Sie mit diesem Satz durch den Tag, vielleicht durch die ganze Woche. Lassen Sie ihn in sich nachklingen. Lernen Sie ihn auswendig. Warten Sie darauf, wie Gott durch diese Worte zu Ihnen sprechen wird.

Essen ist mehr als Energieaufnahme

Warum müssen wir überhaupt essen? Warum genügen nicht Luft, Freude, Bewegung, um zu überleben? Ganz einfach: Es ist eine Frage der Energie! Aus den Grundnährstoffen Kohlenhydrate, Fette, Eiweiß, aber auch Alkohol macht der Mensch die unterschiedlichsten Arten von Energie, die sein Körper braucht. Elektrische, chemische, thermische, mechanische Energie. Diese Energie-Arten wiederum sorgen für die Atmung, die Bewegung, das Wachstum, den Blutkreislauf, die Fortpflanzungsfähigkeit, die Aufrechterhaltung der Körpertemperatur, die ständige Regeneration der Körpersubstanz. Hierdurch werden alle unsere Körperfunktionen aufrecht gehalten. Interessant in diesem Zusammenhang ist die unterschiedliche Energiemenge der Grundnährstoffe:

	1 g Eiweiß hat das Energie-Äquivalent von ca.	4 kcal
	1 g Kohlenhydrat	4 kcal
aber:	1 g Fett	9 kcal
	1 g Alkohol	7 kcal

Essen ist auf der einen Seite lebensnotwendig, um alle Funktionen des menschlichen Körpers richtig in Gang zu halten, zum anderen macht es Freude, vermittelt Gemeinschaft und beflügelt uns, da es alle Sinne des Menschen anspricht: Wir riechen und schmecken das Essen nicht nur, wir können es ansehen, berühren, sogar hören. Somit ist das Essen für den Menschen überaus lustbetont. Die Einschränkung der Nahrungsaufnahme wird deshalb auch in den meisten Fällen als Bestrafung, als leidbetont, als unangenehm empfunden. Es klingt fast paradox: Auf der einen Seite ist das Essen als Vorgang wunderbar und befriedigend, die Folge von übermäßigem Essen aber, das Dicksein, wird als unangenehm und unerwünscht empfunden, ja es führt sehr oft in die Krankheit.

Meinen gewichtsreduzierenden Patienten sage ich immer und immer wieder, dass sie lernen müssen, mehr zu essen als zuvor – nur von den richtigen Dingen und in der richtigen Auswahl. Denn es ist ein Trugschluss anzunehmen, dass nur die Einschränkung der Nahrungsaufnahme wieder schlank macht. Natürlich nimmt jeder ab, der weniger Energie aufnimmt, als er braucht, doch dieser Erfolg ist bei Aufnahme alter Ernährungsgewohnheiten sogleich wieder zunichte gemacht. Oft bedarf es im Anschluss an eine so genannte Crashdiät sogar einer geringeren Kalorienmenge als vorher, da der Stoffwechsel während der einseitigen Gewichtsabnahme langsamer wurde und nun nicht mehr voll arbeiten kann, was bekanntlich zum Jo-Jo-Effekt führt.

[***Mit jeder einseitigen Diät sinkt der Stoffwechsel ab, die anschließende Gewichtszunahme ist vorprogrammiert!***]

Fett ist nicht gleich Fett

Essen und Nahrungszubereitung haben in der Bibel einen hohen Stellenwert, es gibt nicht nur Empfehlungen, sondern auch strikte Verbote – gerade was den Verzehr von Fett anbelangt.

Einmal sagt Gott zu Mose: *„Rede mit den Israeliten und sprich: Ihr sollt kein Fett essen von Stieren [Rindern], Schafen und Ziegen, das Fett von gefallenen und zerrissenen Tieren dürft ihr zwar zu allerlei benutzen, aber essen dürft ihr es nicht“ (3. Mose 7,23–24).*

Gott verbietet also den Verzehr von tierischem Fett. Andererseits finden wir in der gesamten Bibel viele Hinweise auf Oliven und Oli-

Palmitinsäure

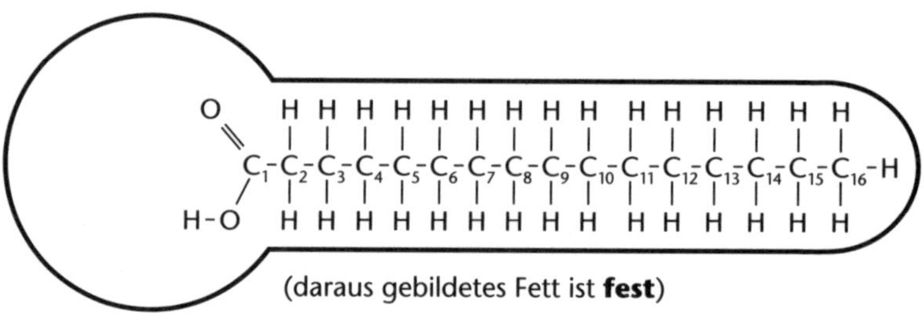

(daraus gebildetes Fett ist **fest**)

Palmitoleinsäure

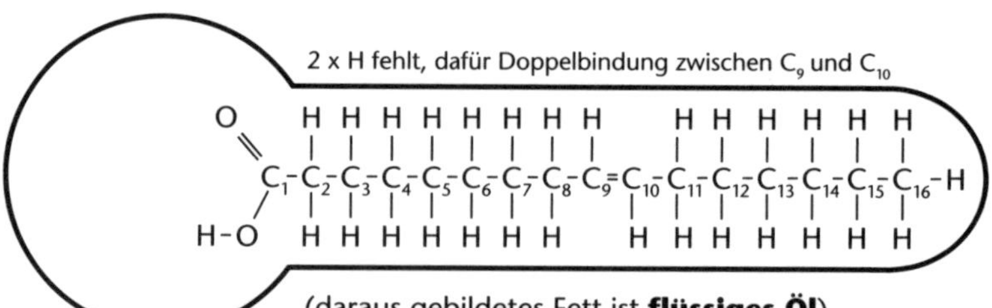

(daraus gebildetes Fett ist **flüssiges Öl**)

Palmitinsäure, als Palmin im Handel, ist zwar pflanzlichen Ursprungs. Aufgrund der chemischen Zusammensetzung aber ein gesättigtes Fett und somit tierischen Fetten gleichzusetzen.

venöl, und beides ist ja sehr fettreich. Offensichtlich bezeichnet Gott die tierischen Fette als ungesund für den Menschen, nicht die pflanzlichen.

Was wir durch die Mittelmeerkost lernen, überliefert uns bereits das Alte Testament: Tierische Fette, also gesättigte Fette, in größeren Mengen gegessen, tun uns Menschen nicht gut, weil sie der Ausbildung von Herzkrankheiten Vorschub leisten. Und immerhin sterben allein in Deutschland 50 % aller Menschen an einer koronaren Herzerkrankung wie Herzinfarkt, Schlaganfall, Angina pectoris, Arteriosklerose usw. Diese Herzkrankheiten werden in erster Linie durch vermehrte Ablagerung von gesättigten Fettsäuren in den Gefäßen hervorgerufen, oft schon bei stark übergewichtigen Kindern und Jugendlichen.

Neben der ersten Empfehlung, vermehrt Obst, Gemüse und Getreideprodukte und andere Grundnahrungsmittel zu essen, kommt die zweite Empfehlung aus der Bibel hinzu: weniger tierische und gesättigte Fette, also generell weniger Fleisch – vielleicht nur 1 mal pro Woche und wenn, dann pro Portion höchstens 80–100 g mageres Geflügel oder anderes Fleisch. Dafür nach Möglichkeit 2–3 mal pro Woche Seefisch, der aus dem Nordmeer kommt, also so genannter Kaltwasserfisch wie Hering, Rotbarsch, Makrele oder Seelachs, weil diese Fische sauberer als küstennah gefangener Fisch sind und mehr Omega-3-Fettsäuren enthalten, die wiederum einen besonderen Schutz vor Herzerkrankungen bieten. Diese Fischportionen können jeweils 100–120 g betragen, größer müssen sie nicht sein, um den Eiweißbedarf zu decken.

Den eben erwähnten gesunden Omega-3-Fettsäuren werden sowohl blutverdünnende und fettsenkende Eigenschaften zugesprochen als auch Schutzwirkung gegen Entzündungen und Depressionen. Gesunde Fette sind wichtig als Baustein für menschliche Zellen, zur Aufnahme von Vitaminen und anderen Biostoffen und zur Herstellung körpereigener Hormone. Den gesundheitsfördernden Omega-3-Fettsäuren, die übrigens auch im Fleisch von Wild vorkommen, wie auch in Leinöl und im Portulak, einem heute nicht mehr bekannten Gartenkraut, stehen die Omega-6-Fettsäuren gegenüber, die in allen anderen Pflanzenölen enthalten sind und denen verschiedene negative Eigenschaften zugeordnet werden wie das Zusammenballen von Blutplättchen, eine Erhöhung des Blutdrucks, eine vermehrte Entzündungswirkung und ein erhöhtes Risiko für die Ausbildung von Herz-Kreislauf-Erkrankungen. Das Verhältnis von Omega-3-Fettsäuren zu Omega-6-Fettsäuren scheint nach neuesten wissenschaftlichen Studien aus den USA von erheblicher Bedeutung zu sein. Fest steht, dass in der heutigen industriell verarbeiteten Ernährung der Anteil der Omega-3-Fette stetig abgenommen und der Anteil der Omega-6-Fette ständig zugenommen hat. Als optimal wird das Verhältnis beider Fettsäuren von 1:1 betrachtet. Bei unserer heutigen Ernährungsweise beträgt das Verhältnis aber nur noch 1:20 bzw. 1:40 und scheint mitverantwortlich zu sein für die starke Zunahme der ernährungsbedingten Erkrankungen und des Übergewichts.

Ratsam ist 2–3 mal pro Woche Fisch, um den Körper mit gesunden Omega-3-Fettsäuren zu versorgen, statt große tägliche Fleischportionen, die uns zu viel tierische Fette liefern.

Unsere tägliche Fettaufnahme sollte insgesamt begrenzt sein. Für eine normalgewichtige Person empfiehlt sich ein täglicher Fettanteil der Nahrung von 60–80 g. Hiermit halten wir unser Körpergewicht stabil. Wollen wir aber abnehmen, ist die drastische Einschränkung der Fettaufnahme nötig, und zwar auf 20–40 g Fett pro Tag. Hierin enthalten sind die sichtbaren und die versteckten Fette. Ferner sollte die Fettaufnahme in einem richtigen Verhältnis der einzelnen Fettsäure-Fraktionen zueinander stehen und zwar:

1 (gesättigt, tierisch) : **2** (einfach ungesättigt) : **1** (mehrfach ungesättigt).

Wichtig zu wissen und sich klar zu machen ist die Tatsache, dass gutes, gesundes pflanzliches Fett und Öl zuerst einmal die gleiche absolute Fettmenge enthält wie ungesundes tierisches, gesättigtes Fett. Gesättigte und tierische Fettsäuren finden wir in der Butter, in allen Fleisch- und Wurstwaren, aber auch in der Milch und ihren Produkten und in Kokosfett, das so gern als „Palmin“ zum Fleischanbraten genommen wird. Die bekanntesten Vertreter der einfach ungesättigten Fettsäuren sind das Olivenöl und das Rapsöl, beide eignen sich hervorragend für die kalte und die warme Küche. Die mehrfach ungesättigten Fettsäuren finden wir in allen anderen Pflanzenölen, sie eignen sich nur für die kalte Küche und dürfen nicht erhitzt werden. Neben der Quantität müssen wir also auf die Qualität eines Öls oder Fettes sehen.

Um den Fettanteil unserer Nahrung generell niedrig zu halten – also höchstens 60–80 g Fettaufnahme pro Tag –, sollte die Ernährung fette Wurst (z. B. Mett- oder Leberwurst), Sahnequark, fetten Käse (über 50 % i.T.), Mayonnaise, Pommes frites, Sahnetorte, Schweinebauch und -speck, Schmalz, Gänsebraten, Aal, Bratwurst nur selten enthalten, da hier der Anteil an versteckten Fetten besonders hoch liegt.

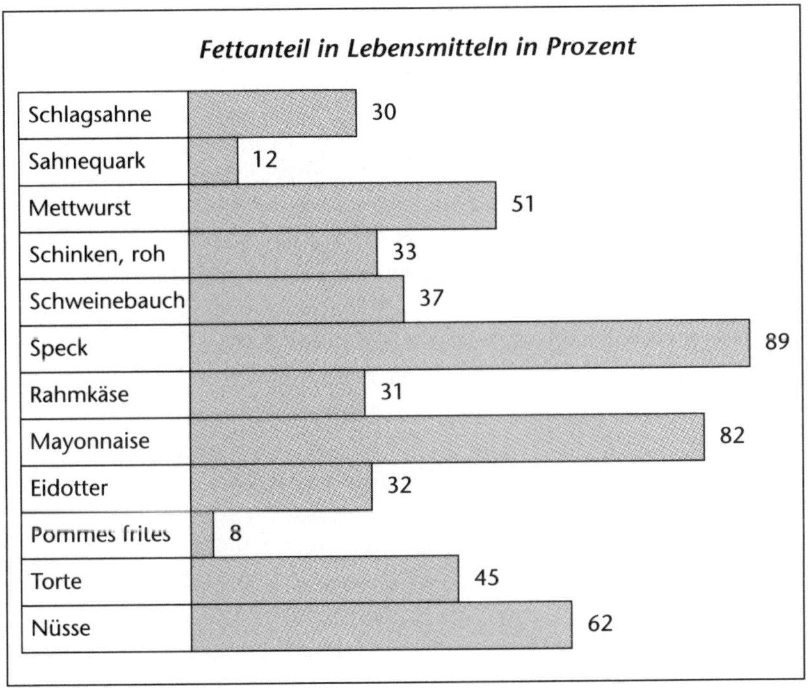

Stattdessen könnte man Fett einsparen, indem man kleine Tricks anwendet, die dem Geschmack keinen Abbruch tun. Statt Sahnequark zu kaufen, probieren Sie es mit Magerquark, den Sie dann mit kohlensäurehaltigem Wasser „sahnig“ rühren. Paniertes Fischfilet oder Schnitzel legen Sie zukünftig in eine gut beschichtete Pfanne, die den Fettverbrauch deutlich reduziert, oder auf den Grill und garnieren es mit vielen frischen Kräutern und Gewürzen. Thunfisch und Sardinen in Öl lassen sich austauschen gegen entsprechenden Fisch, der in Wasser konserviert ist. Sahneeis kann gegen Früchtesorbet ausgetauscht werden und Sahnetorten gegen Obstkuchen aus Vollkornmehl. Im Übrigen muss Butter auf Brot oder Brötchen nicht sein. Probieren Sie es doch einfach mal mit einem Aufstrich aus Senf oder Meerrettich, bevor Sie Wurst oder Schinken auflegen. In keinem anderen Land der Welt ist der Butterverbrauch so hoch wie bei uns – wahrscheinlich resultiert das noch aus der schlechten Zeit im und nach dem Zweiten Weltkrieg, als Butter rationiert war.

Nach all dem Gesagten empfehle ich aber trotzdem nicht, statt Butter nun generell Margarine zu essen, da wir es hier zwar mit einem Pflanzenprodukt, aber nicht mit einem lebendigen Nahrungsmittel zu tun haben. Diese Pflanzenfette sind industriell gehärtet, also streichfähig gemacht; somit finden wir in ihnen einen hohen Anteil so genannter Transfettsäuren, die wiederum für den Menschen gesundheitsgefährdend sein können. Sie erhöhen das „schlechte Cholesterin (LDL)“, das Wegbereiter für die Ausbildung der Arteriosklerose zu sein scheint. Statt Margarine empfehle ich gerne als Unterlage für Honig oder Marmelade eine dünne Schicht Magerquark oder einen selbst gemachten Brotaufstrich auf der Basis von Hülsenfrüchten oder, wenn vorhanden, auch einmal eine dünne Schicht Avocado. Sie ist zwar die fetteste Frucht überhaupt mit bis zu 25 % Fettanteil, Butter oder Vollfettmargarine bringen es jedoch dagegen auf bis zu 100 % Fett.

Nun könnten Sie ja auf die Idee kommen, beim Einsparen von Fett mehr Eiweiß in Form von fettarmem Käse, Milchprodukten, Fleisch oder Eiern zu essen. Diese Vorstellung liegt durchaus nahe. Doch leider muss an dieser Stelle betont werden, dass ein Zuviel an Eiweiß im menschlichen Körper auch wieder zu Fett umgebaut wird. Wenn wir nicht ein intensives Krafttraining mit vermehrter Eiweißaufnahme kombinieren, vermehren sich in unserem Körper eben nicht die Muskeln, sondern das Fettgewebe.

Gefährlicher Diätenrummel

Wie sieht nun eine gewichtsreduzierende *und* gesundheitlich unbedenkliche Ernährung aus?

Um tatsächlich abzunehmen und das abgenommene Gewicht auch langfristig zu behalten, muss einerseits eine Differenz in der Energie-Bilanz bestehen, das heißt wir müssen weniger Energie aufnehmen als verbrauchen. Das muss aber nicht unbedingt heißen, dass wir weniger essen. Zum anderen hat es sich als sinnvoll, ja als notwendig erwiesen, den Lebensstil den Gegebenheiten anzupassen und mehr Ausgleichsbewegung ins tägliche Leben zu integrieren. Auch braucht es einen aktiven Stoffwechsel – Voraussetzung für Schlankheit, Gesundheit und Leistungsfähigkeit. Hierzu gehört ein vielseitiger Speiseplan mit einer rundum stimmigen Mischkost, der uns mit allen 45 Nährstoffen versorgt, also unter anderem mit Vitaminen, sekundären Pflanzenstoffen, Mineralstoffen und Spurenelementen, Ballaststoffen und Eiweiß-Bausteinen.

Gerade hier fängt die Misere an, denn viele hochgelobte und vielversprechende Diäten sind *Anleitungen zur Fehlernährung*, sie sind Mangeldiäten, die einem aktiven Stoffwechsel entgegenstehen! Das beste Beispiel ist die am meisten verbreitete Schlankheitskur, der sich Übergewichtige unterwerfen. Sie heißt „FdH" („Friss die Hälfte") und wird auch von vielen Ärzten propagiert. Die gewohnte Nahrungsmenge wird hier durchgehend halbiert, wobei es zu Defiziten in der Nährstoffzufuhr kommt. Außerdem kann bei halbierten Portionen kein befriedigendes Sättigungsgefühl entstehen. Hier besteht häufig die Gefahr des Einmündens in eine Essstörung. „FdH" ist also keine effektive oder empfehlenswerte Strategie.

Wenn Ihnen Ihr Arzt solche oder ähnliche Abnehm-Empfehlungen gibt, glauben Sie ihm bitte in Zukunft kein Wort mehr. Fakt ist einfach, dass Ärzte in Deutschland zu wenig von gesunder Ernährung verstehen, da sie während des sechsjährigen Medizinstudiums in der Regel nicht eine Vorlesung darüber gehört haben. Umso erstaunlicher, als die Hälfte der heutigen Erkrankungen mit der Ernährung in direktem Zusammenhang stehen!

Bei den vielen in Deutschland grassierenden *Diäten* fallen gewisse Gemeinsamkeiten auf. Bei den meisten werden einseitige Nährstoff-Zusammensetzungen empfohlen, zum Beispiel fettbetonte Diäten mit Verbot von Kohlenhydraten, wie es bei der Atkinsdiät der Fall ist, oder eiweißreiche Diäten wie bei der Mayodiät oder kohlenhydrat-betonte „Brotdiäten“ etwa nach Prof. Menden. Daneben gibt es die einseitigen Lebensmitteldiäten, wie Reis-, Eier-, Steak- oder Ananasdiät, oder es werden bestimmte Wirkprinzipien propagiert wie bei der Trennkost oder beim Heilfasten. Diese aufgeführten Diätformen zeichnen sich durch einen gemeinsamen Nenner aus: Sie führen zu Fehlernährung. Je krasser die Fehlernährung, umso rapider allerdings der Gewichtsverlust – aber nur auf der Waage. Bei Messung der Körperzusammensetzung nach der BIA-Analyse, bei der über die Erfassung von zwei elektrischen Widerstandswerten im Gewebe der Muskel-, Fett- und Wasseranteil einer Person errechnet wird, zeigt sich häufig als Gewichtsabnahme der Verlust von körpereigenem Eiweiß, also Muskulatur und Organmasse, und ein starker Wasserverlust, so dass ein langfristiger Erfolg nicht zu erwarten ist.

Einige gängige Diäten möchte ich kritisch unter die Lupe nehmen.

Fangen wir mit der *Schroth-Kur* an. Vor 150 Jahren vom Fuhrmann Johann Schroth als natürliche Heilmethode zur Entschlackung entwickelt, sieht sie jeweils drei Trockentage und zwei Trinktage (1/2–1 l Wein pro Tag) vor. Die Kur ist einfach durchzuführen, wird in Sanatorien angeboten, und es versteht sich von selbst, dass der hohe Alkoholkonsum eine fröhliche Stimmung hervorruft. Trotzdem besteht hier eine Mangelernährung mit deutlichem Defizit bei Eiweiß, Vitaminen und Mineralstoffen; an den Trockentagen fehlt zudem eine ausreichende Flüssigkeitsaufnahme. Aus diesem Grund ist sie wissenschaftlich unhaltbar, ja sogar gesundheitsgefährdend; außerdem baut der hohe Alkoholgenuss Fett auf und schädigt die Leber. Jeder, der die Schroth-Kur häufiger macht, wird eine permanente Gewichtszunahme an sich feststellen.

Die *Zitronenkur* erlaubt ausschließlich Zitronensaft und Ahornsirup. Sie führt zur schnellen Gewichtsabnahme, stellt aber ebenso eine extreme Fehlernährung dar, da nahezu alle Nährstoffe fehlen. Die Gewichtsverluste sind Wasser- und Eiweißverluste. Also ist auch hiervon unbedingt abzuraten.

Die *Fit-fürs-Leben-Diät* ist eine modifizierte Trennkost und war lange Zeit ein Bestseller auf dem Diäten-Jahrmarkt. Da Milch und natürliches Wasser verboten sind (erlaubt ist nur destilliertes Wasser), kommt es zu einem erheblichen Nährstoffdefizit. Auch diese Diät kann nicht empfohlen werden, da sie mehr Weltanschauung widerspiegelt als wissenschaftlich Erprobtes.

Die *Hay'sche Trennkost*, von dem Arzt Dr. Hay Anfang des 20. Jahrhunderts entwickelt, trennt Eiweiß und Kohlenhydrate, da beide Nährstoffe angeblich nicht gemeinsam verdaut werden können. Hierdurch geht der erwünschte Ergänzungswert von Eiweiß und Kohlenhydraten verloren (siehe Tabelle Seite 51 ff). Die Heilungsversprechen sind gänzlich aus der Luft gegriffen und unhaltbar. Doch regt diese Kost zu mehr Obst und Gemüse an bei gleichzeitiger Einschränkung von Fett, so dass sie toleriert werden kann. Sie ist in der Anwendung allerdings kompliziert und zeitaufwändig, was ihr den Reiz bald wieder nimmt.

Die *Atkinsdiät* sieht Fett und Eiweiß in unbeschränkter Menge vor bei gleichzeitigem Verbot von Obst, Brot und Gemüse. Diese Diätform führt zu Verstopfung, da kaum Ballaststoffe gegessen werden; sie kann besonders bei Menschen mit Fettstoffwechselstörungen zu Arteriosklerose oder aufgrund des Harnsäure-Anstiegs zu Gichtanfällen führen. Diese Diät ist wissenschaftlich absolut unhaltbar und darf aufgrund der geschilderten Umstände nicht angewendet werden.

Noch ein Wort zum *Heilfasten* oder zur *Nulldiät* – bei vielen Menschen die bevorzugte Form der „Entschlackung". Vorsicht ist jedoch geboten! Die oft sehr emotional verteidigte Selbsterfahrung beim Fasten entsteht durch die gute Stimmungslage der Fastenden, bedingt durch vermehrte Serotonin-Ausschüttung im Gehirn. Das Fasten selbst stellt wohl die krasseste Form der Fehl- und Mangelernährung dar, da es zur erheblichen Eiweiß-Einschmelzung kommt, was gesundheitliche Risiken in sich birgt. Da der Gewichtsverlust beim Fasten zu rund 40 % aus Proteinverlusten besteht, sollte ein modifiziertes Fasten mit Molke, Buttermilch oder einer Formuladiät angestrebt werden. Die Formuladiät besteht aus industriell gefertigtem Nahrungsersatz in Pulverform, der alle täglich erforderlichen Nährstoffe, Spurenelemente, Mineralstoffe und Vitamine enthält. Diese Diät ermöglicht einen drastischen Abbau des Körperfettgewebes.

Die Bibel empfiehlt Fasten an verschiedenen Stellen, um sich mehr auf das Gebet und das Hören auf Gott zu konzentrieren. Dies kann in modifizierter Form unter ärztlicher Aufsicht durchgeführt werden. Wichtig ist in unserem Zusammenhang zu erwähnen, dass es dabei normalerweise nicht ums Abnehmen geht!

Eine einseitige oder falsche Diät setzt immer einen fehlerhaften Kreislauf im menschlichen Körper in Gang.

Bei unterkalorischen, einseitigen Diäten entsteht ein Energiedefizit, und das macht auf Dauer hungrig, so dass ein Langzeiterfolg nicht gewährleistet ist.
Die meisten Diäten provozieren einen Mangel an Vitaminen und Mineralien, was nicht nur die körperliche und geistige Fitness beeinträchtigt, sondern auch das Immunsystem schädigen kann.
Hungerkuren, einseitige Mangeldiäten nagen an der Eiweiß- bzw. Muskelmasse. Das bewirkt einen Verlust der figurformenden Substanz, denn nicht das Fettgewebe, sondern unsere Muskeln machen eine schöne Figur. Darüber hinaus schaltet der Stoffwechsel auf Sparflamme, so dass die Freude an der Bewegung gänzlich zum Erliegen kommt.
Einseitige Diäten zeichnen sich durch Ballaststoffmangel aus, was nicht nur Darmträgheit hervorrufen kann, sondern auch das Fettstoffwechsel-Geschehen negativ beeinflusst.
Da einseitige falsche Diäten nicht über längere Zeit durchzuhalten sind, ruft der mangelnde Erfolg beim Abnehmen oft Frustration hervor, was wiederum das Selbstbewusstsein und somit die Selbstannahme gefährdet.

Lernen, was wir essen sollen

Wir sehen also, dass mit rigorosen Empfehlungen zur Gewichtsabnahme ein Dauererfolg nicht gewährleistet ist, ja dass sogar Gesundheit und Leistungsfähigkeit gefährdet sind. Beim gesunden Abnehmen und dauerhaften Schlankbleiben geht es darum, statt Diät zu halten, wieder richtig essen zu lernen.

Und hierbei kann uns Gott helfen, ja er möchte sogar, dass wir ihn darum bitten, damit wir aus der Vielzahl der zur Verfügung stehenden Nahrungsmittel die richtigen auswählen, und zwar in der für uns richtigen Menge. Voraussetzung ist, dass wir ihm unser ganzes Leben unterstellen, alle Bereiche und somit auch unsere Essgewohnheiten. Wir wissen ja, dass mit Gott alle Dinge möglich sind, auch das Abnehmen, auch das Freiwerden von unkontrollierten Essattacken. Auch haben wir erfahren, dass wir von Gott bedingungslos angenommen sind, auch mit Über- oder Untergewicht. Aber er will mehr für uns. Er möchte, dass auch wir selbst uns annehmen können, dass wir fröhlich und glücklich sind, seine Kinder zu sein, und dass wir nicht ständig die Mühe mit den Abnehmversuchen vor uns herschieben und deshalb unzufrieden und mutlos werden. Er erwartet von uns, die Dinge umzusetzen, die wir als richtig erkannt haben. Und dazu gehört das ernährungswissenschaftlich fundierte und anwendbare Rüstzeug, wie es in diesem Buch beschrieben wird.

In dem Schaubild Seite 16 haben wir gesehen, dass mindestens die Hälfte dessen, was wir täglich an Nahrung aufnehmen, aus komplexen Kohlenhydraten bestehen soll. Besser noch wären 60–70 % daraus, das wären je nach Ausgangsgewicht etwa 300–400 g dieser komplexen Kohlenhydrate. Die einzelnen Lebensmittel haben aber einen sehr unterschiedlichen Anteil daran. So hat zum Beispiel Gemüse einen extrem niedrigen Kohlenhydrat-Anteil, dafür enthält es aber viele Mikro-Nährstoffe wie Vitamine, Mineralstoffe und Spurenelemente.

Aus der folgenden Tabelle können Sie sehr gut ersehen, wie viel Kohlenhydrate, Eiweiß, Fett und Ballaststoffe jeweils vorhanden sind.

Nährstoff-Zusammensetzung unserer Lebensmittel

Nahrungsmittel	KH (g) pro 100 g Lebensmittel	E (g)	F (g)	Bst.(g)
Brot und Backwaren				
Kleiebrötchen	49	8	2	6
Knäckebrot	73	11	2	4
Pumpernickel	38	7	1	9
Roggenbrot/Mischbrot	44	6	1	6
Sesambrötchen	49	8	4	3
Vollkornbrötchen	44	8	2	7
Vollkornbrot	37	7	1	9
Weizenbrötchen	51	8	1	3
Getreide und Getreideprodukte				
Grünkern (ganzes Korn)	63	11	3	9
Hafer (ganzes Korn)	60	12	7	6
Weizen (ganzes Korn)	61	12	2	10
Cornflakes	79	7	1	4
Haferflocken	63	13	7	6
Müslimischung	60	10	7	9
Nudeln (Vollkorn-) roh	60	13	4	10
Reis (Natur-) roh	74	7	2	2
Hülsenfrüchte				
Bohnen weiß getrocknet	40	21	2	17
Erbsen grün (tiefgefr.)	12	7	+	6
Kidneybohnen (Konserve)	9	6	+	5
Linsen (getrocknet)	50	24	1	11
Kartoffeln und Kartoffelgerichte				
Kartoffeln (Pellkartoffeln)	15	2	+	2
Kartoffelpüree	11	2	1	2
Kartoffelknödel	19	5	+	2
Bratkartoffeln	13	2	6	2
Kartoffelkroketten	19	5	5	2
Pommes frites (Backofen)	14	2	6	2
Gemüse				
Aubergine	3	1	+	3
Bohnen grün	3	2	+	5
Broccoli	3	3	+	5
Champignon	1	3	+	3
Grünkohl	3	4	1	4
Kohlrabi	4	2	+	2
Lauch (Porree)	3	2	+	2

Nahrungsmittel	KH (g) pro 100 g Lebensmittel	E (g)	F (g)	Bst.(g)
Gemüse				
Maiskörner (Konserve)	12	3	1	2
Möhre (Karotte)	5	1	+	4
Paprikaschote	3	1	+	4
Rosenkohl	3	4	+	4
Sellerie (Knolle)	2	2	+	4
Weißkohl	5	1	+	3
Zucchini	2	2	+	1
Fisch (frisch)				
Forelle	0	24	3	0,8
Hering	0	21	18	3,0
Kabeljau, Dorsch	0	20	1	0,2
Karpfen	0	21	4	1,3
Lachs	0	20	14	4,7
Scholle	0	21	2	0,2
Seelachs	+	16	4	0,2
Geflügel				
Ente (Fleisch mit Haut)	0	11	43	5,0
Gans (Keule)	0	22	8	1,0
Huhn (Fleisch mit Haut)	0	18	19	3,0
Pute (Brust)	0	20	7	1,0
Fleisch				
Hase	0	22	3	0,9
Hauskaninchen	0	22	4	1,3
Hirsch	0	21	5	0,2
Kalbfleisch mager	0	21	1	0,3
Lammkeule	0	18	18	0,8
Lammkotelett	0	15	32	0,7
Rindfleisch mager	0	21	2	0,2
Rinderfilet	0	21	4	0,1
Rinderzunge frisch	4	16	16	0,2
Schweinefleisch mager	0	22	3	0,2
Schweinebauch fett	0	16	30	4,0
Schweinshaxe (Eisbein)	0	11	17	2,0
Hackfleisch gemischt	0	20	10	1,0
Hackfleisch (Schwein)	0	22	22	2,0
Tatar	0	22	3	0,2

Nahrungsmittel	KH (g) pro 100 g Lebensmittel	E (g)	F (g)	Bst.(g)
Fischwaren				
Aal geräuchert	0	16	26	3,0
Brathering	3	17	15	2,5
Heilbutt geräuchert	0	21	18	3,6
Heringsfilet in Tomatens.	2	15	13	3,1
Lachs geräuchert	0	20	7	0,8
Makrele geräuchert	0	20	13	2,0
Ölsardine	0	17	11	0,9
Fleisch- und Wurstwaren				
Bierschinken	+	18	12	1,8
Bockwurst	+	15	26	2,4
Bratwurst	+	14	33	2,5
Cervelatwurst	+	20	31	3,6
Geflügelwurst	+	20	11	2,5
Gelbwurst	+	11	27	3,0
Kasseler	+	22	6	1,7
Leberwurst	1	12	31	3,5
Salami ungarisch	+	17	28	5,0
Schinken roh geräuchert	0	21	7	2,0
Schinken gekocht	0	30	6	1,2
Schinkenspeck	0	5	77	6,2
Schwarten/Presssack	+	15	28	3,6
Vegetarischer Aufstrich				
Delikatess-Pastete (Tartex)	12	8	20	–
Nuss-Nougat-Creme	54	7	31	5,0
Nüsse				
Cashewnuss	31	18	42	7
Erdnuss	8	25	48	14
Haselnuss	10	12	62	11
Walnuss	10	14	63	42
Obst				
Ananas	13	+	+	1
Apfel	11	+	+	2
Avocado	3	2	23	3
Banane	21	1	+	2
Birne	12	+	+	3
Erdbeere	6	1	+	2
Grapefruit	9	1	+	1
Kirsche süß	13	1	+	2
Kiwi	11	1	+	4
Orange	9	1	+	2
Pflaume	10	1	+	2
Weintraube	16	1	+	1

Nahrungsmittel	KH (g) pro 100 g Lebensmittel	E (g)	F (g)	Bst.(g)
Milch und Milchprodukte				
Fettarme Milch 1,5 % Fett	5	3	2	0
Vollmilch 3,5 % Fett	5	3	4	0
Buttermilch	4	3	1	0
Joghurt aus Vollmilch	4	3	4	0
Joghurt 1,5 % Fett	4	3	2	0
Speisequark mager	4	14	+	0
Speisequark 20 % F.i.Tr.	3	9	10	0
Crème fraîche 30 % Fett	2	3	30	0
Saure Sahne 10 % Fett	3	3	10	0
Schlagsahne 30 % Fett	3	3	30	0
Käse				
Camembert 50 % F.i.Tr.	0	23	28	0,7
Doppelrahmfrischkäse	3	11	32	1,0
Emmentaler 45 % F.i.Tr.	0	29	30	1,0
Harzer	0	30	1	0,1
Hüttenkäse 10 % F.i.Tr.	2	14	3	0,1
Mozzarella	0	19	20	0,7
Schafskäse 45 % F.i.Tr.	2	17	18	0,6
Schmelzkäse 20 % F.i.Tr.	8	17	10	0,4
Mayonnaise				
Mayonnaise 50 % Fett	5	+	51	17
Mayonnaise 80 % Fett	3	1	80	32
Eier				
Ei	1	13	11	2,0
Eigelb	+	16	32	4,0
Eiweiß	1	11	+	0
Streich- und Kochfette				
Butter	+	1	83	3
Margarine	+	0	80	26
Margar., Linolsäure > 50 %	+	0	80	47
Halbfettmargarine	+	2	40	18
Distelöl	0	0	100	75
Maiskeimöl	0	0	100	51
Olivenöl	+	0	100	9
Sonnenblumenöl	0	0	100	61
Weizenkeimöl	+	0	100	65

Oft ist Essen emotional besetzt und wird zur Bewältigung von Problemen und in Stresszeiten als Rettungsanker benutzt. Hier sollten wir uns besser an Gott wenden, um ihn um Hilfe in bedrohlichen Lebenssituationen zu bitten. Mit diesem Schritt üben wir Vertrauen zu ihm ein. Unbewältigte Probleme durch verstärktes und falsches Essen zu kompensieren, kann Ausdruck von Stolz, ja sogar von Rebellion gegen Gott sein, oder Ausdruck von Hoffnungslosigkeit und Verzweiflung. Theoretisch ist uns sicher klar, dass beides nicht zur Lösung führt. Wenden wir uns stattdessen an Gott um Hilfe, wird er unser Gebet beantworten.

Wenn wir Jesu Liebe für uns persönlich erfahren, indem wir eine bestimmte Zeit am Tag in der Stille mit ihm verbringen, erfahren wir, dass er unsere Essgewohnheiten zurechtrückt. In diesen Zeiten der Stille vor ihm werden wir merken, dass es viel wichtiger ist, aus seiner Liebe zu leben, als uns ständig Sorgen um unsere Figur machen zu müssen. So gesehen kann das persönliche Abnehmprogramm eine besonders intensive Zeit der täglichen Gemeinschaft mit Jesus werden. Er wird uns in dieser Zeit klar machen, wo in unserem Leben Verletzungen, Enttäuschungen, negative Haltungen zu erkennen sind. Er wird uns helfen, uns diesen Erkenntnissen zu stellen. Und in dieser Zeit der wachsenden Liebe zu ihm wird das Essen immer mehr die Ersatzfunktion verlieren. Wir wissen nun, wie wir uns gesund ernähren können, und setzen es in seiner Kraft um.

Empfehlungen zur Gewichtsabnahme müssen immer folgende Ziele im Auge behalten:

- Klinische Sicherheit, keine Fehlernährung
- Abbau nur von Körperfett
- Schonung des Körper-Eiweißes, also Erhalt von Muskulatur und inneren Organen
- Versorgung mit allen lebensnotwendigen Nährstoffen, also Ausgewogenheit im Speiseplan
- Vermeidung von Essstörungen, also Vermeidung von Hungerattacken
- Leichte Umsetzbarkeit, keine komplizierten Rezepte
- Lebenslange Anwendbarkeit

Wenn diese Ziele sichergestellt sind, sind wir wieder bei der bereits erwähnten Ernährungsvorgabe angelangt, die reichlich komplexe Kohlenhydrate, ausreichend Eiweiß, aber nur wenig Fett enthält, und sehen uns durch die im Alten Testament überlieferten Empfehlungen Gottes bestätigt, die wir oben kennen gelernt haben.

Für die Zeit der Gewichtsreduktion gilt: viele komplexe Kohlenhydrate, ausreichend Eiweiß, aber sehr wenig Fett – maximal 40 g täglich!

Wir brauchen also keine exotischen neuen Wunderdiäten, sondern ein Zurückkommen zu einfachen und leicht umsetzbaren Strategien, die nachweislich nicht nur unser Gewicht stabilisieren, sondern uns darüber hinaus gesund erhalten, leistungsfähig und glücklich machen.

Wenn in der Vergangenheit von der so genannten Kohlenhydrat-Mast gesprochen wurde („Nudeln machen dick"), so hat sich in den letzten Jahren wissenschaftlich erhärtet, dass erst sehr große Mengen komplexer Kohlenhydrate beim Menschen zu Fett umgewandelt werden. Und zwar ab einer Menge von mehr als 500 g täglich, was ungefähr 1,2 kg Brot oder 3 kg Nudeln oder 30 kg Blumenkohl entspricht. Das sind Mengen, die ein Mensch aufgrund des Volumens gar nicht auf einmal essen kann.

Nicht die Nudeln, sondern die Sahne- und üppigen Fleischsoßen machen dick!

Aus Gesundheitsgründen ist es ratsam, die biblische Lebens- und Essweise wieder in unseren Alltag aufzunehmen. Im Paradies hat Gott für die ersten Menschen Früchte und Gemüse vorgesehen, nach dem Sündenfall wird ihnen Gemüse speziell verordnet (1. Mose 13,18: *„Du sollst das Kraut auf dem Felde essen"*). Die Bibel ist voller Lob und Dank für den Pflanzenreichtum, den Gott den Menschen als Nahrung bietet.

Der Fleischverzehr wird – wie wir gesehen haben – stark eingeschränkt. Beim Lesen in der Bibel fällt uns auf, dass die Tiere als Geschöpfe Gottes hoch geachtet werden. Das Tier soll auf jeden Fall unter gesunden Bedingungen aufwachsen, es darf beim Schlachten

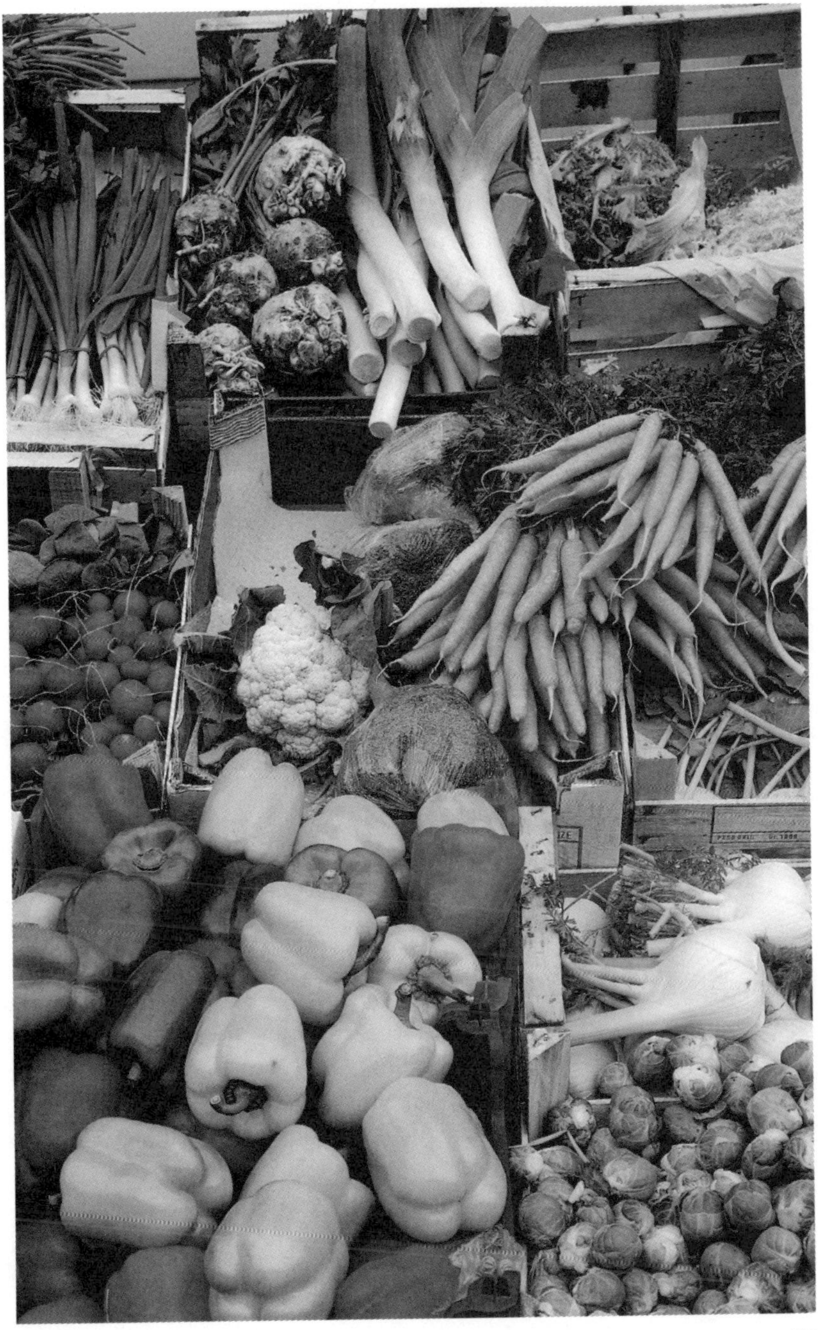

keine Qual leiden, und die Gefühle, die das Tier seinen Jungen gegenüber empfindet, müssen vom Menschen respektiert werden. Wenn wir uns unsere Massentierhaltung ansehen, entdecken wir zu den Auflagen der Bibel große Unterschiede.

Zu biblischen Zeiten wurden regelmäßig Milchprodukte wie Joghurt und Käse aus Joghurt gegessen. Mit Joghurt wurde damals das Gemüse angerichtet, nicht wie heute mit Butter, Sahne ohne gar Mayonnaise. Aufgrund der klimatischen Verhältnisse verarbeitete man die Milch von Kühen, Schafen und Ziegen in der Regel schnell zu Joghurt und Käse, was längere Haltbarkeit versprach. Durch den Zusatz von Joghurt, der aus natürlicher Herstellung stammte (man kannte ja noch nicht die Pasteurisierung), erhielten die Gemüse-Mahlzeiten einen hohen gesundheitlichen Wert wegen der darin enthaltenen Milchsäure-Bakterien. Auch Ernährungsfachleute fordern heute, mehr milchsauer vergorenes Gemüse wie Sauerkraut oder milchsauer eingelegte Bohnen zu genießen, da die Aktivität unserer Darmbakterien deutlich davon profitiert und das Immunsystem angeregt wird. Im Übrigen können Sie sich einen natürlichen Joghurt sehr schnell und einfach selbst herstellen, mit Milchsäure-Bakterien, die in Reformhäusern erhältlich sind.

Die Menschen haben sich seit Jahrtausenden ohne behandelte Nahrungsmittel, ohne chemische Zusätze und künstliche Vitamin-Beigaben ernährt. Heute haben wir in der Regel viel Denaturiertes auf dem Tisch, voll gepackt mit Chemie und Aufzucht-Hilfen, vorbehandelt und haltbar gemacht durch unterschiedlichste industrielle Maßnahmen, eingefärbt und aromatisiert mit künstlichen chemischen Zusätzen. Unsere Ernährungswissenschaft ist noch recht jung, und es kann gut sein, dass eines Tages der industrielle Verarbeitungsprozess unserer Nahrungsmittel zurückgeschraubt werden muss, weil hierin viele Gründe für die zunehmenden ernährungsbedingten Erkrankungen zu erkennen sind.

Eine Tatsache jedoch muss auch schon heute berücksichtigt werden: Wer abnehmen will, sollte auf Alkohol verzichten, denn Alkohol verhindert den Abbau von Körperfett.

15 g Alkohol (ca. 1 Glas Wein) wirken im Körper wie 10 g Fett. Da macht auch das Verdauungs-Schnäpschen keine Ausnahme. Es gibt zwar – gerade nach einem fetten Essen genossen – das Gefühl

der „Erleichterung“, doch solange dieses Schnäpschen im Körper ist, stoppt die eigene Fettverbrennung, und die Fettkalorien aus dem Essen wandern besonders leicht an den Ort der Einlagerung.

Lernen, wie wir essen sollen

Gelernt haben wir nun, *was* wir essen sollen. Jetzt ergibt sich noch die Frage nach dem *Wie*. Lange Zeit wurde empfohlen, über den Tag verteilt 5–7 kleinere Mahlzeiten zu essen. Man argumentierte mit der geringeren Belastung fürs Verdauungssystem und mit den jeweils geringeren Kalorienzahlen. Doch heutzutage kommt man aus ernährungsphysiologischen Gründen wieder zurück zur Empfehlung: 3 Hauptmahlzeiten am Tag, und zwar „morgens wie ein Kaiser, mittags wie ein König, abends wie ein Bettelmann". Warum ist das so?

Ein Grund, aber nicht der wichtigste, liegt darin, dass viele Menschen mit Übergewicht Probleme mit dem „Stoppsignal" haben, da sich bei ihnen die Sättigung erst sehr spät einstellt. Diese Menschen können sehr schlecht die Mahlzeit beenden. Wenn sie nun gewohnt sind, fünf- oder siebenmal am Tag zu essen, entsteht diese Situation eben fünf- bis siebenmal. Da ist es besser, nur dreimal zu essen.

Der eigentliche und bedeutungsvollere Grund aber liegt in unserem Zuckerstoffwechsel. Durch ein permanentes Überangebot an zucker- und fettreicher Nahrung und einen Mangel an Bewegung kommt es leicht zu Übergewicht und zu einem ständigen hohen Zuckergehalt im Blut. Die Aufgabe der Bauchspeicheldrüse ist es, durch Bereitstellen von Insulin den hohen Zuckergehalt im Blut wieder auf Normalwerte zu bringen. Bei ständigem Nachschub zucker- und fettreicher Nahrung wird immer mehr Insulin benötigt, so dass es einmal zur Erschöpfung der Bauchspeicheldrüse kommt, zum anderen aber zur verminderten Insulinwirkung an der Muskelzelle, da die so genannten Insulinrezeptoren dort abnehmen. Wir sprechen dann von Insulinresistenz. Hierdurch können die Nährstoffe nur noch erschwert in die Zellen gelangen. Die Folge ist ein Rückstau von Nährstoffen und Insulin ins Blut. Insulin ist ein Fett aufbauendes Hormon, und solange es sich in großen Mengen in der Blutbahn befindet, kommt es zu einer permanenten Fetteinlagerung ins Gewebe. Der Weg ins so genannte Metabolische Syndrom ist vorgezeichnet, eine Krankheit, die wir als neue Wohlstandserkrankung bezeichnen. In Deutschland gibt es bereits rund 10 Millionen Menschen mit dieser neuen Erkrankung, Tendenz zunehmend. In der Gesamtheit der einzelnen Symptome wie Übergewicht, Fettstoffwechselstörungen, Bluthochdruck und Typ-II-Diabetes führt diese Krankheit immer zu Arterienverkalkung mit katastrophalen Folgen wie Herzinfarkt, Schlaganfall, Gefäßverschlüssen. Was ist zu tun und wie können wir uns davor schützen?

Wenn ich dazu rate, nur dreimal am Tag zu essen, so liegt der Grund hierfür im Zuckerstoffwechsel. Wie wir gesehen haben, putschen Fette und zuckerreiche Nahrung den Zuckeranstieg im Blut schnell nach oben, und zwar jedes Mal, wenn ich esse. Das kann eine kleine Zwischenmahlzeit sein, bestehend aus einem zuckerhaltigen Fruchtjoghurt. Bei einer Mahlzeit, die viele (60 %) komplexe Kohlenhydrate enthält, also ballaststoffreiche Grundnahrungsmittel, wird der hieraus hergestellte Zucker erst nach und nach frei und überschwemmt nicht auf einmal unser Blut. Die Folge ist eine lang anhaltende Sättigung, so dass auf Zwischenmahlzeiten verzichtet werden kann. Da hier die Zuckerkurve im Blut nur langsam ansteigt, wird wenig Insulin benötigt, um den Zucker ins Gewebe zu transportieren. Gleichzeitig ist der Fettaufbau gering, der Zucker steht voll und ganz als Energie unseren Körperzellen zur Verfügung. Es genügt also vollkommen, die langanhaltende Phase der Sättigung nach einer Mahlzeit mit vielen komplexen Kohlenhydraten lediglich mit Trinken, und zwar mit kalorienfreien Getränken, zu unterbrechen.

Da unsere Ernährung gegenwärtig wie niemals zuvor in der Geschichte einen grundlegenden Wandel erfährt, möchte ich noch einige Hinweise zum Thema Ess- und Kochkultur geben. Aus Zeitersparnis greift man im Privathaushalt, aber auch in der Gastronomie gerne zu vorgefertigter Nahrung und Gewürzmischungen, die europaweit gleich schmecken. Diese Fastfood-Kultur geht aber zu Lasten des Verbrauchers und seiner Gesundheit. Sie unterstützt den Trend zum schnellen Essen, oft im Vorübergehen, auf der Straße oder im Auto. Von einer gemeinsamen Tischmahlzeit in der Familie oft ganz zu schweigen. Hierbei gehen nicht nur die kulinarischen Traditionen verloren, sondern auch die Ausgewogenheit unserer Ernährung, was nicht ohne gesundheitliche Risiken ist.

Somit ist unsere Esskultur als erhaltenswertes Bildungsgut in Gefahr. Schon die Kenntnis, wie man einfachste Gerichte zubereitet, geht allmählich verloren. Hierdurch verschwinden nicht nur die überlieferten Familienrezepte, sondern auch die Sinneswahrnehmungen. Geruchs-, Geschmacks- und Tastsinn verkümmern ebenso wie die zum Kochen nötigen handwerklichen Fertigkeiten. Mit dem wirtschaftlichen Aufschwung in der Nachkriegszeit wurde der Mensch mobiler und Freizeit und Komfort wurden sehr wichtig. Die Industrie brachte moderne, bequeme Tiefkühlkost ins Haus, die nur noch zu erhitzen war, oder gar Fertigmahlzeiten für die Mikrowelle. In unserer schnelllebigen Zeit kann sich so sehr schnell beim Essen im Vorübergehen ein Verlust der Achtsamkeit auf die von Gott gegebenen Lebensmittel einschleichen, ein Grund mehr für die zunehmende Dickleibigkeit vieler Menschen.

Insgesamt lassen wir uns bei Tisch zu wenig Zeit, so dass kaum mehr von Genuss-Erlebnis beim Essen gesprochen werden kann. Oft schlingen wir die Speisen hastig hinunter, was den Sättigungseffekt erst sehr spät entstehen lässt. Wieder ein Grund für das Übergewicht bei vielen Schnellessern. Wenn wir in die mediterrane Esskultur schauen, so war und ist es vielerorts noch heute üblich, dass sich die Familie, oft die Großfamilie, bei Tisch zu ausgedehnten Zusammenkünften regelrecht versammelt, die nicht nur der Nahrungsaufnahme, sondern auch der Gemeinschaft dienen.

Haben wir also Mut und auch Freude daran, mit Freunden oder mit der Familie das Essen dankbar zu zelebrieren, denn wer Zeit und Muße bei Tisch hat, isst langsamer, wird eher satt und die Speisen bekommen ihm besser. Im Übrigen hat man festgestellt, dass bei Kerzenbeleuchtung wesentlich langsamer gegessen wird als bei Neonlicht!

Der glykämische Index

Hier kommt noch ein weiterer wichtiger Faktor ins Spiel. Seit kurzer Zeit erst weiß man, dass der Zucker im Blut nach dem Genuss von kohlenhydrathaltigen Nahrungsmitteln unterschiedlich hoch ansteigt. Je nach Zahl ihrer Zuckerbausteine und ihrem Ballaststoffanteil, aber auch abhängig von ihrer Zubereitungsart bedingen sie einen höheren oder niedrigeren Blutzuckerspiegel, was natürlich auch mehr oder weniger hohe Insulinantworten hervorruft.

Der glykämische Index (GI) ist die internationale Bezeichnung für den Anstieg des Zuckergehaltes im Blut nach dem Verzehr eines Nahrungsmittels. Mit der Einteilung nach dem glykämischen Index haben wir ein sehr gutes Werkzeug zum Abnehmen, da Nahrungsmittel mit niedrigem glykämischen Index den Zucker und somit die Insulinantwort im Blut gering halten, was zu geringer Fetteinlagerung führt. Hingegen bedingen Nahrungsmittel mit einem hohen glykämischen Index einen raschen und hohen Anstieg der Blutzuckerkonzentration mit viel nachgeliefertem Insulin und somit starkem Fettaufbau.

Wichtig für uns zu wissen: Nahrungsmittel, die einen hohen Blutzuckeranstieg und eine entsprechend hohe Insulinantwort auslösen, machen auf Dauer übergewichtig und krank. So können wir in der Tat unterscheiden zwischen Dickmachern und Schlankmachern!

Dickmacher sind alle Einfach- und Zweifach-Zucker wie Haushaltszucker, Traubenzucker, Honig, daraus hergestellte Waren wie Konfitüre, Vollmilchschokolade, Kekse, aber auch gezuckerte Fruchtsäfte und Limonaden und besonders gefährlich in dieser Hinsicht: Bier (durch den hohen Malzgehalt). Dickmacher sind aber auch ganz weißes Brot, Schnellkochreis, Instant-Kartoffelpüree, Kartoffel-Chips, im Ofen gebackene Kartoffeln, Bratkartoffeln, Cornflakes und alle aus Mais hergestellten Produkte, zum Beispiel Polenta.

Wahre Schlankmacher finden wir bei allen ballaststoffhaltigen Obst- und Gemüsearten, *außer* Kiwi und Mango, Banane, Honig- und Wassermelone, Ananas, Rosinen, Weintrauben. Alle Gemüsearten bis auf Mais, Rüben und gekochte Möhren haben einen nie-

Kohlenhydrate mit hohem glykämischen Index

Obst/Gemüse	
gekochte Karotten	85
Kürbis	75
Mais	70
Wassermelone	70
Ananas	65
Rosinen	65
Dörrobst	65
Rüben	65
reife Bananen	60
Honigmelone	60
Kartoffeln	
Bratkartoffeln	95
gebackene Kartoffeln	95
Kartoffelpüree	90
Chips	90
Pommes frites	80
gekochte Kartoffeln	70
Pellkartoffeln	65
Getreideprodukte	
Cornflakes, Popcorn	85
Reiskuchen	80
Reis-Crispies	80
Mais und Mais-Chips	75
Kräcker	75
gezuckertes Müsli	70
Croissant	70
Maismehl	70
Weizenmehl	70
weißer Grieß	60

Brot	
ganz weißes Brot (Fastfood)	95
Brezeln	85
Weißbrot (Baguette)	70
Graubrot	65
Getränke	
Maltrose (Bier)	110
Limonaden	100
gezuckerte Fruchtsäfte	80
Beilagen	
Instant-Reis (vorgekocht)	90
Schnellkochreis	85
weißer Reis	70
polierter Reis	70
Couscous	60
Basmati-Reis	60
Nudeln	60
Süßes	
Glukose	100
Traubenzucker	100
Honig	75
Zucker (raffiniert)	75
Schokoriegel	70
Vollmilchschokolade	70
Kekse	70
Konfitüre	60

Kohlenhydrate mit niedrigem glykämischen Index

Obst/Gemüse	
frisches Obst	10–30
frisches Gemüse	15
Pilze	15
Sojabohnen	15
Grapefruit	25
Kirschen	25
Limabohnen	30
Trockenbohnen	30
Linsen	30
rohe Karotten	30
getrocknete Aprikosen	30
Kichererbsen	30
Trockenerbsen	35
Feigen	35
rote Bohnen	40
grüne Bohnen	40
Erbsen	50
frische Aprikosen	15
Tomaten	<15
Auberginen	
Zucchini	<15
Knoblauch	
Zwiebeln	<15
Getreideprodukte	
Roggen	35
Haferflocken	40
Vollkornmüsli (ohne Zucker, mit hohem Kleiegehalt)	40

Brot	
Vollkorn- oder Kleiebrot	50
Pumpernickel	40
Roggenvollkornbrot	40
Schrotbrot	35
Getränke	
frischer Fruchtsaft (ohne Zucker)	40
frische Gemüsesäfte	15
Beilagen	
Nudeln aus Vollkornschrot	30
Vollkornnudeln	40
Naturreis	50
Süßes	
Fruchtzucker (Fructose)	2
Bitterschokolade (ab 70 % Kakao-Anteil)	20
Marmelade mit Fruchtzucker	30
Milchprodukte	
Naturjoghurt (ohne Zucker)	15
Magermilch	30
Milchprodukte	ca. 35
Nüsse	
Erdnüsse	15
Nüsse	15–30

drigen glykämischen Index, so dass sie in wirklich großen Mengen gegessen werden können, ohne Gefahr für den Blutzucker. Das Gleiche gilt für frische Gemüsesäfte, für magere Milchprodukte ohne Zucker, aber auch für alle Vollkorn-Getreideprodukte.

Wichtig für Naschkatzen: Fruchtzucker (Fruktose) hat einen extrem niedrigen glykämischen Index, kann also gefahrlos gegen den normalen Haushaltszucker ausgetauscht werden. Er ist mittlerweile überall in gut sortierten Geschäften erhältlich, ist kaum teurer als der raffinierte Haushaltszucker und lässt sich auch gut zum Einkochen verwenden. Für alle Schokoladenfans hier der Hinweis: Versuchen Sie die Umstellung auf Bitterschokolade ab 70 % Kakaoanteil mit ihrem niedrigen glykämischen Index.

Wenn wir das mit den biblischen Ernährungsempfehlungen vergleichen, so fällt uns auf: Gott hat für uns die Nahrungsmittel an erste Stelle gesetzt, die uns nicht nur schlank machen, sondern auch Gesundheit und Leistungsfähigkeit in körperlicher, seelischer und geistiger Hinsicht geben. Ist es nicht wunderbar zu sehen, wie wichtig für Gott die Ernährung des Menschen ist? So finden wir seine Empfehlungen schon am Beginn seiner Geschichte mit den Menschen, auf den ersten Seiten der Bibel. Heute bestätigt sich auch durch wissenschaftliche Untersuchungen, dass es für uns notwendig ist, seinen Empfehlungen zu folgen.

Essen und Krebserkrankungen

Bei der Entstehung von Krebserkrankungen sind Faktoren der Umwelt, des Lebensstils und der Ernährung von großer Bedeutung, genau wie bei der Entstehung von Übergewicht. Einige Krebsarten kommen bevorzugt bei Übergewichtigen vor. Ernährungsfaktoren spielen dabei wegen ihrer starken Beeinflussung vieler Stoffwechselprozesse eine herausragende Rolle. Für zahlreiche Ernährungsfaktoren wissen wir heute eindeutig, dass sie zu den Ursachen für bestimmte Krebsarten gehören. Viele Menschen denken, dass die Zufuhr von schädlichen Substanzen wie Zusatzstoffen in Lebensmitteln oder Rückständen von chemischer Bearbeitung das eigentliche Problem für die Krebsanfälligkeit seien. Dies hat sich wissenschaftlich jedoch nicht bestätigen lassen.

Weitaus größere Bedeutung wird dagegen der Krebsprävention, also der Verhütung von Krebserkrankungen durch richtiges Ernährungsverhalten beigemessen. Die Forschung der letzten Jahre konnte zeigen, welche Mechanismen es sind, die bei einer obst- und gemüsereichen Ernährung die Krebsraten eindämmen können. Zahlreichen Inhaltsstoffen im Obst und Gemüse wie Vitaminen, Mineralstoffen, Ballaststoffen, vor allem aber den sekundären Pflanzenstoffen werden krebshemmende Mechanismen zugesprochen, indem sie so genannte Radikale abfangen, Enzyme produzieren und die Zelldifferenzierung günstig beeinflussen.

Ferner muss festgehalten werden, dass bei einer obst- und gemüsereichen täglichen Ernährung in der Regel weniger Fett aufgenommen wird, was das Risiko von Übergewicht und einer Adipositas deutlich vermindert. Das ist insofern sehr wichtig, als die Fettleibigkeit ein Faktor ist, der das Krebsrisiko erhöht. Gerade der Brustkrebs bei Frauen und der Prostatakrebs bei Männern gehen häufig mit Übergewichtigkeit einher. Besonders im Fettgewebe des Übergewichtigen kommt es zu enzymatischen Umwandlungen von Hormonen, was sich bei Frauen mit Brustkrebs in einer erhöhten Östrogenrate niederschlägt. Die im Obst und Gemüse enthaltenen bioaktiven Substanzen und die so genannten antioxidativen Vitamine wie die Vorstufe des Vitamin A (das Betacarotin), das Vitamin C und Vitamin E, aber auch das Spurenelement Selen sind wahre Polizisten im Schutz gegen Krebserkrankungen: Sie werden deshalb auch als antikanzerogene Substanzen bezeichnet. Die sekundären Pflanzenstoffe, von denen es viele Tausende gibt, werden von den Pflanzen als Farb-, Geschmacks- und Duftstoffe gebildet und beeinflussen hierdurch sehr stark die Nahrungsauswahl des Menschen. Einige dieser sekundären Pflanzenstoffe haben direkte Heilwirkung, wie wir das vom Knoblauch, den Zwiebeln und Kräutern kennen. Ja, wir können sogar so weit gehen zu sagen, dass jedes Ge-

Sekundäre Pflanzenstoffe

Warum Obst, Gemüse, Kräuter und Körner so gesund sind

Obst	
Apfel	Flavonoide, Ballaststoffe, Vitamin C
Aprikosen	Carotinoide, Flavonoide, Vitamin C
Beerenfrüchte	Carotinoide, Polyphenole, Vitamin C
Zitrone	Vitamin C, Flavonoide, Terpene
Gemüse	
Brokkoli	Carotinoide, Flavonoide, Sulfide, Vitamin C, Glucosinolate
Grünkohl	Carotinoide, Polyphenole, Terpene, Sulfide, Vitamin C, Ballaststoffe
Karotten	Carotinoide, Flavonoide, Terpene, Ballaststoffe
Paprika	Carotinoide, Vitamin C, Flavonoide
Tomaten	Carotinoide, Polyphenole, Terpene
Kräuter und Gemüse	
Knoblauch	Polyphenole, Sulfide, Glucosinolate, Selen
Zwiebeln	Glucosinolate, Sulfide, Polyphenole
Kresse	Glucosinolate, Vitamin C
Kümmel	Terpene
Getreide und Saaten	
Weizen/Gerste	Phytosterine, Phytoöstrogene, Polyphenole, Ballaststoffe, Phytinsäure
Leinsamen	Polyphenole, Phytoöstrogene, Ballaststoffe, Vitamin E
Sonnenblumenkerne	Phytosterine, Ballaststoffe, Vitamin E
Hülsenfrüchte	
Sojabohnen	Phytosterine, Saponine, Protease-Inhibitoren, Phytoöstrogene, Ballaststoffe

müse, jede Salatart, jedes Obst seine spezifischen Eigenschaften und seine besondere gesundheitliche Wirkung haben und es ist ausgesprochen schade und nicht im Sinne unseres Schöpfers, auf diese wunderbaren Grundnahrungsmittel zu verzichten.

Bis heute liegen keine Hinweise dafür vor, dass eine Überversorgung mit antioxidativen Mikronährstoffen wie Vitaminen, Mineralien und Spurenelementen und sekundären Pflanzenstoffen, wenn sie mit der Nahrung aufgenommen werden, negative Auswirkungen haben. Wir können uns also an Obst und Gemüse nicht überessen.

Es versteht sich bei der Vielfalt und großen Anzahl der gesundheitsfördernden Inhaltsstoffe von Obst, Getreide, Gemüse und Kräutern von selbst, dass gekaufte künstliche Vitaminpräparate nicht einmal einen nennenswerten Bruchteil an vergleichbaren Mikronährstoffen haben. Hinzu kommt, dass wir nicht wissen, wie diese künstlichen Vitamine mit den natürlichen Inhaltsstoffen der aufgenommenen Nahrungsmittel reagieren. So gesehen sind Sie immer auf der sicheren Seite, wenn Sie stattdessen die geforderten mindestens 5 Portionen Obst und Gemüse täglich zu sich nehmen.

Wie auf der einen Seite die Schutzwirkung gegen Krebserkrankungen durch ausreichende Versorgung mit Obst und Gemüse ansteigt, so gibt es andererseits Ernährungsfaktoren, die die Krebsentstehung begünstigen.

Hier ist vor allem die mögliche Schimmelpilz-Besiedlung eines Lebensmittels zu nennen, die glücklicherweise durch die Kühllagerung im Lebensmittelhandel und zu Hause gering gehalten werden kann. Die Aflatoxine, sehr giftige Schimmelpilze der Gruppe Aspergillus flavus und parasiticus, kommen unter feucht-warmen Bedingungen besonders bei lagerndem Getreide und bei Nüssen vor. Hier ist äußerste Vorsicht geboten. Gott sei Dank gibt es ein deutliches Geschmackserkennen bei Schimmelbefall. Und dann hilft nur eins: großzügiges, komplettes Entsorgen dieses Lebensmittel, denn der Schimmelbefall wirkt krebserzeugend.

Eine weitere krebserzeugende Wirkung wird der Verwendung von Nitratsalzen in geräucherten und gepökelten Wurst- und Fleischwaren zugeschrieben. Diese Nitratsalze führen in erhitztem Zustand im menschlichen Magen zur Bildung von Nitrosaminverbindungen, die neben einer Gastritis eine Magenkrebserkrankung hervorrufen können.

Da im Pflanzenreich neben den komplexen Kohlenhydraten, pflanzlichen Fettsäuren auch Eiweiß in mehr oder weniger starker Konzentration vorkommt, möchte ich ein Loblied anstimmen auf unsere Hülsenfrüchte wie Erbsen, Bohnen, Kichererbsen, Linsen usw. Bei Fleischknappheit in früheren Zeiten waren die Hülsenfrüchte ein wesentlicher Eiweißlieferant, und es ist sehr bedauerlich, dass sie momentan in unserem Ernährungsüberfluss nur wenig Bedeutung haben. Sie zeichnen sich durch einen hohen Ballaststoffanteil aus, durch leicht verdauliches Eiweiß und durch hohe Konzentrationen an Vitaminen und Mineralstoffen. Damit halten sie dem Vergleich mit Fleisch in jeder Form stand.

Übersicht über die Inhaltsstoffe von Fleisch im Vergleich zu Linsen
(jeweils angenäherte Werte pro 100 g, mittlerer Fettgehalt)

Inhaltsstoffe	**Rind**	**Schwein**	**Lamm**	**Huhn**	**Linsen**
Proteine (in g)	17	14	16	18	23
Fett (in g)	15	26	12	9	1
Vitamin B1 (in mg)	0,1	0,8	0,1	0,1	0,5
Vitamin B2 (in mg)	0,2	0,15	0,2	0,15	0,3
Vitamin B6 (in mg)	0,4	0,4	0,3	0,2	0,6
Kalzium (in mg)	9	7	7	12	70
Kalium (in mg)	290	280	250	210	820
Magnesium (in mg)	20	23	18	16	72
Eisen (in mg)	2,3	1,8	1,8	1,4	6,7

Auffallend und in diesem Zusammenhang sehr interessant ist das biblische Brotrezept in Hesekiel 4,9, das neben den damals gängigen Getreidesorten auch Bohnen und Linsen enthält. Hierdurch erhält dieses als Überlebensbrot bezeichnete Brot eine Zusammensetzung, durch die man gänzlich auf Fleisch verzichten kann, da die Zutaten außergewöhnlich nährstoffreich sind. Wenn Sie es nachbacken, werden Sie merken, dass es am besten pur schmeckt, ohne Auflagen und Zusätze. Wir haben es in Hamburg von einer Vollkornbäckerei als „Michelbrot“ nachbacken lassen, es wird nicht nur im Hamburger Michel als Abendmahlsbrot verwendet, sondern findet auf Grund seines guten Geschmacks auch regen Absatz in den Geschäften. Wie weise von Gott, dass er seinem Volk vor Jahrtausenden bereits die nötigen Grundnahrungsmittel und die Rezepte in sinnvoller Zusammensetzung gegeben hat!

Hesekiel-Brot

„Nimm dir aber Weizen, Gerste, Bohnen, Linsen, Hirse und Spelt und tu alles in ein Gefäß und mache dir Brot daraus ...“
(Hesekiel 4,9).

Hesekiel-Brot gehört zu den wenigen Rezepten der Heiligen Schrift, die genauere Angaben enthalten. Bibelleser werden feststellen, dass dieses Brot nicht als Delikatesse für freudige Anlässe gedacht war. Es war vielmehr eine Überlebensration zur Vorbereitung auf die schreckliche Not bei der Eroberung durch die Babylonier. Das folgende Rezept enthält alle in Hesekiel 4,9 beschriebenen Zutaten (Spelt=Dinkel, eine alte Getreideart, die seit einiger Zeit bei uns wieder auf den Markt kommt).
Es wird vermutet, dass die Zutaten vor der Verarbeitung gekeimt waren.

175 g harte Winterweizenkörner oder Dinkel
25 g Kichererbsen
50 g Linsen
25 g Hirse
25 g Gerste

Die fünf Getreidesorten und Hülsenfrüchte in fünf verschiedenen Gefäßen keimen lassen, und zwar: Mit der Gerste beginnen, Linsen und Hirse vier Tage vor dem Backen ankeimen lassen, dann erst die Weizenkörner ansetzen und am nächsten Tag die Kichererbsen zum Keimen bringen.
Wenn die Keime fertig sind, zerkleinern. Die Keime dann mit den üblichen Zutaten zum Brotteig kneten und zu fünf bis sechs einzelnen Broten formen. Auf einem geölten Backblech zwei Stunden im vorgeheizten Ofen bei 110 °C backen. Zuvor die Oberflächen mit Wasser bepinseln, damit sie nicht austrocknen. Wenden und nochmals $1^1/_2$ Stunden bei 130 °C backen. Warm servieren.

Getreideprodukte und Hülsenfrüchte als wahre Schlankmacher

Schon an diesem Rezept sehen wir, wie gut Getreide und Hülsenfrüchte zusammenpassen. Beides war im Altertum die tägliche Nahrung der Menschen und zwar in den unterschiedlichsten Varianten, frisch gemahlen, geschrotet, gekocht, gekeimt, geröstet, getrocknet, gebacken, verarbeitet zu Kuchen, Broten, Puddings, Eintöpfen oder die Gerste zur Bierherstellung, aber auch für die Zubereitung von Suppen. Aus wilden Gräsern wurden Gerste, Dinkel und Weizen gezüchtet. Zur Zeit Jesu war der Weizen das bevorzugte Getreide, wobei der Handel hiermit von Rom ausging. Auch Hirse, ein besonders mineralstoffreiches Getreide, das zum Beispiel als Grundlage für das nordafrikanische Couscous dient, war damals schon bekannt, stand jedoch im damaligen Palästina in der Verwendung weit hinter Gerste und Weizen.

Gerste wuchs damals im Heiligen Land im Überfluss. Dieses Getreide bringt im Vergleich zu Weizen einen höheren Ertrag und braucht weniger Wasser. Verschiedene Geschichten im Neuen Testament erzählen von Gerstenbroten. So speiste Jesus die 5000 Menschen mit Gerstenbroten und Fischen (Johannes 6,1–15).

Heute haben wir eine große Auswahl an Getreidesorten, die teilweise auch aus anderen Ländern importiert werden. Weizen und Roggen gelten nach wie vor als Brotgetreide. Aus eiweißreichem Hartweizen werden die meisten Nudelarten hergestellt. Hafer hat einen sehr hohen Nährstoffgehalt und wird besonders in der Kinder- und Sportlerernährung geschätzt. Dinkel hat auch einen hohen Nährwert, ist allerdings nicht so ertragreich wie Weizen, bewirkt jedoch im menschlichen Körper im Säure-Basen-Haushalt eine Betonung der basischen Seite im Gegensatz zu allen anderen Getreidearten und ist deshalb besonders zu empfehlen. Grünkern ist auch Dinkel, allerdings in unreifem Zustand geerntet und dann getrocknet. Buchweizen wird wie Getreide angeboten und verkauft, ist aber ein Knöterichgewächs und kein Getreide; es lässt sich jedoch in Kombination mit anderen Getreidesorten auch zum Backen von Broten oder Pfannkuchen verwenden. Reis gilt für die meisten Menschen in Asien als

Grundnahrungsmittel. Und wenn wir die Asiaten ansehen, so sind sie in der Regel rank und schlank und neigen erst zu Übergewicht, wenn sie ihren Kulturkreis verlassen und zum Beispiel amerikanische oder europäische Essgewohnheiten annehmen müssen.

Ein anderes, bei uns kaum bekanntes Getreide ist Quinoa, das aus den Anden in Südamerika kommt. Es ist besonders reich an Mine-

Vitamingehalt von Quinoa im Vergleich zu anderen Getreidearten

in 100 g	Vitamin B1	Vitamin B2	Vitamin C	Vitamin E	Karotin
Quinoa	0,65	0,4	4,4	5,37	0,48
Weizen	0,48	0,14	0,0	3,2	0,02
Hafer	0,52	0,17	0,0	1,1	0,0
Gerste	0,29	0,12	0,0	4,2	0,33
Mais	0,36	0,20	0,0	0,5	0,37
Reis	0,32	0,05	0,0	0,7	0,0

Mineralstoffe (mg) in 100 g Quinoa im Vergleich mit anderen Getreidearten

Mineral	Quinoa	Reis	Weizen	Mais
Kalzium	290	69	44	15
Phosphor	470	325	406	256
Eisen	51	2,6	3,3	0,8
Kalium	1040	150	502	330
Magnesium	310	157	147	120
Natrium	122	69	89	69
Kupfer	0,87	0,02	0,07	0,0
Mangan	4,3	1,1	3,4	0,48
Zink	8,7	0,0	3,8	2,1
Chlorid	533	0,0	633	137
Schwefel	220	0,0	0,0	0,0
Kieselsäure	115	0,0	97	0,0
Kobalt	0,005	0,001	0,002	0,0

Aufgrund seines hohen Vitamin- und Mineralstoffanteils ist Quinoa eine besonders gute Krankennahrung.

ralstoffen, Vitaminen und Spurenelementen, darüber hinaus so außerordentlich schmackhaft, dass ich es sehr gerne verwende und bei meinen Mitessern auf begeisterte Resonanz stoße.
Die Hülsenfrüchte Bohnen und Erbsen werden häufig in der Bibel genannt, oft in Zusammenhang mit Getreideprodukten. Ein Blick in die Erkenntnisse der heutigen Ernährungswissenschaften zeigt, dass

Günstige Lebensmittelkombinationen mit Ergänzungswert für Eiweiß

Getreide mit Milch

Reis, Weizen, Buchweizen, Hafer, Gerste, Roggen, Hirse	**mit:**	Milch, Käse, Quark, Joghurt, Dickmilch

z. B.: Vollkorn- oder Buchweizen-Pfannkuchen mit Trinkmilch, Müsli mit Milch oder Joghurt, Vollkornnudeln mit Käse, Vollkornbrot mit Käse, Joghurt und Weizenkeime u. a.

Getreide mit Hülsenfrüchten

Reis, Weizen, Buchweizen, Hafer, Gerste, Roggen, Hirse	**mit:**	Bohnen, Sojabohnen, Kichererbsen, Erbsen, Linsen

z. B.: Bohnensuppe mit Reis, Hirse mit Kichererbsen, Erbsensuppe mit Vollkornbrötchen u. a.

Getreide mit Eiern

Reis, Weizen, Buchweizen, Hafer, Gerste, Roggen, Hirse	**mit:**	Ei

z. B.: Buchweizen-Pfannkuchen mit Ei, Rührei mit Brot u. a.

Kartoffeln mit Ei oder Milch

Kartoffeln	**mit:**	Ei, Milch, Quark, Joghurt, Dickmilch, Käse

z. B.: Pellkartoffeln mit Quark, Bratkartoffeln mit Spiegelei, Kartoffeln mit Käse überbacken

u. a.

Hinweis: Die Ergänzungswertung der Aminosäuren reicht über 4–6 Stunden, so dass man günstige Eiweiß-Kombinationen nicht gleichzeitig zu sich nehmen muss, sondern über diesen Zeitraum verteilen kann.

diese Kombination auch äußerst sinnvoll ist: Hier kommen unterschiedlichste so genannte Essentielle Aminosäuren zusammen, also Eiweiß-Bausteine, die der menschliche Körper nicht selbst herstellen kann. Viele unterschiedliche Essentielle Aminosäuren erhöhen generell die Qualität des entstehenden Eiweißes.

Pflanzliches Eiweiß ist für Menschen gerade dann wichtig, wenn wenig Fleisch gegessen wird. In vielen Ländern Südamerikas besteht das Hauptgericht aus Bohnen und Mais, was in dieser Kombination das Fleisch ersetzen kann. Essentielle Aminosäuren müssen mit der Nahrung zugeführt werden, da der Körper sie nicht selbst herstellen kann. Noch eine Beobachtung spricht für Getreide wie auch Hülsenfrüchte: Sie sind die am besten lagerungsfähigen Nahrungsmittel überhaupt, über die wir Menschen verfügen. Eine richtige Lagerung vorausgesetzt, können wir für Notzeiten jahrelang Hülsenfrüchte in getrockneter Form und ganze Getreidekörner aufbewahren, so dass wir immer einen entsprechenden Vorrat im Hause haben.

Wenn ich so ausführlich die einzelnen Getreidesorten behandele, meine ich in jedem Fall das volle Korn, denn Vollkorn-Produkte haben im Vergleich zu Weißmehl-Produkten erhebliche Vorteile für unsere Gesundheit. Die wichtigsten sind:

- hohe Dichte an Vitaminen, Mineralstoffen und Spurenelementen,
- langsames Essen wird gefördert, weil mehr Kauarbeit nötig ist,
- spürbar längere Sättigung, da das Vollkorn-Produkt im Magen länger quellen muss,
- durch den geringeren Blutzucker-Anstieg wird weniger Insulin benötigt, die Sättigung hält länger an,
- die Darmarbeit wird durch vorhandene Ballaststoffe stärker angeregt, daraus ergibt sich ein besseres Stuhlvolumen.

Die wichtigsten Nährstoffe im vollen Getreidekorn sind die komplexen Kohlenhydrate, also Stärke, die behutsam mit unserem Blutzucker-Geschehen umgeht. Daneben enthält Vollkorn-Getreide Vitamine der B-Gruppe und Vitamin E, aber auch Mineralstoffe wie Kalium, Magnesium und Eisen. Wir finden gut verdauliches pflanzliches Eiweiß und eine große Menge an Ballaststoffen, kaum Fett und natürlich kein Cholesterin darin.

Je stärker das Mehl ausgemahlen ist, umso mehr lebensnotwendige Inhaltsstoffe gehen verloren. Im Weißmehl der Charge 405, dem am meisten gekauften Mehlprodukt überhaupt, finden sich gerade noch etwa 30 % Mineralstoffe und nur noch etwa 20–40 % Vitamine und natürlich kaum noch Ballaststoffe. Die kaufen wir dann lieber für teures Geld und essen sie separat im Müsli oder in Suppen, da wir sie zur Verdauung ja brauchen. In letzter Zeit verkauft sich ein ausgemahlenes Mehl der Charge 405 besonders gut, wenn es den Zusatz trägt: „angereichert mit wertvollem Calcium". Manchmal fragt man sich wirklich, welche Schildbürgerstreiche der Industrie noch einfallen, um Verbraucher zum Kauf von wertlosen Nahrungsmitteln zu animieren.

Erstaunlich ist, dass Brot häufiger in der Bibel erwähnt wird als alle anderen Nahrungsmittel. Bei vielen Gelegenheiten wird miteinander das Brot gebrochen. Es wird immer wieder erzählt, dass Gott seinem Volk Brot gibt, und Jesus bezeichnet sich selbst als das Brot des Lebens (Johannes 6,35).

Probieren Sie doch einfach mal ein einfaches Rezept in Anlehnung an Hesekiel 4,12 aus („*Gerstenfladen sollst du essen* ..."):

450 ml heiße Milch vermengen Sie mit 1/2 Teel. Salz und 3 Essl. Honig, mit 700 g Gerstenmehl und 175 g Rosinen. Aus den geformten Kugeln drücken Sie Fladen, die Sie in heißem Öl von beiden Seiten in der Pfanne braten oder ca. 25 Min. bei 200 Grad im Ofen backen (schmecken köstlich mit Joghurt oder Frischkäse).

Wann Gewichtsabnahme anzuraten ist

Auf Seite ... haben Sie gesehen, wann eine Gewichtsabnahme dringend anzuraten ist. Auf jeden Fall ab einem BMI ab 30 – daran führt kein Weg vorbei, wenn Sie Ihre ursprüngliche Frische und Ihre zukünftige Gesundheit erhalten möchten.

Bei einem BMI zwischen 26 und 30 ist die Gewichtsabnahme ratsam beim Vorliegen von

- Typ-II-Diabetes (früher sagte man Alterszuckerkrankheit)
- Bluthochdruck
- Fettstoffwechselstörungen, hohem Cholesteringehalt
- Gicht

Wenn Ihr BMI normal ist, zwischen 18 und 25 liegt und sich bei einer Körperfett-Analyse (BIA-Messung, nicht Körperfettwaage) trotzdem ein zu hoher Körperfettanteil zeigt, sollten Sie versuchen, diesen erhöhten Körperfettanteil auf Normalwerte zu bringen.

Oder machen Sie den Eigentest mit der Messung Ihres Taillenumfangs: Auf jeden Fall sollten Sie die Frage des Abnehmens von Körpergewicht erwägen bei einem Taillenumfang für Frauen ab 88 cm, bei Männern ab 102 cm, um das Herz-Kreislauf-Risiko so gering wie möglich zu halten.

Das Herz-Kreislauf-Risiko

Der Taillenumfang gibt Auskunft

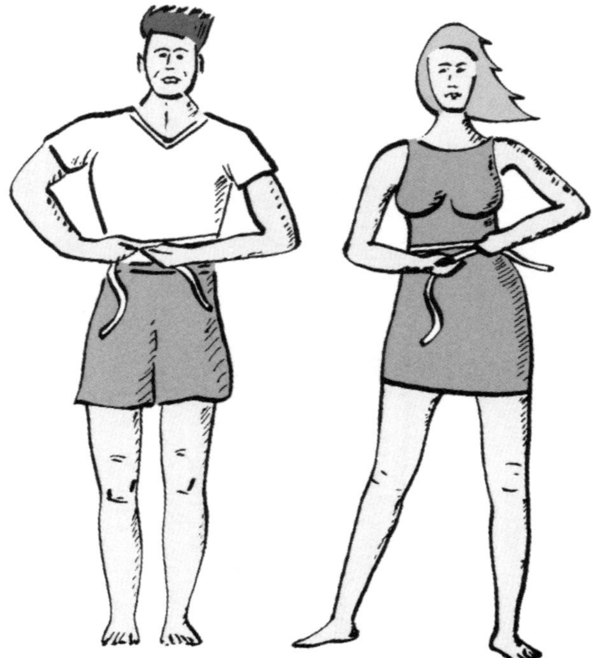

Männer	Frauen
kritisch ab 102 cm	kritisch ab 88 cm
bedenklich 95–101 cm	bedenklich 81–87 cm
normal bis 94 cm	normal bis 80 cm

Ganzheitliche Strategien zum Abnehmen

Sinnvolle Maßnahmen zur Gewichts- und Fettreduktion bestehen einmal in der Kombination von gesunden, alle Nährstoffe enthaltenden Nahrungsmitteln, jedoch mit Einschränkung der Fettaufnahme, und zum anderen in einer regelmäßigen körperlichen Aktivität.

Bei einem stark erhöhten Körperfett-Anteil und einem BMI über 30 setze ich eine zeitlich begrenzte Formuladiät ein, die integriert ist in ein interdisziplinäres Programm mit Verhaltenstraining, Bewegungsprogramm und ärztlichen Gesprächskontrollen. Mit dieser Formuladiät ist gewährleistet, dass bei richtiger Anwendung der Anfangserfolg höher ist als bei alleiniger Ernährungsumstellung und somit zur Motivationssteigerung beiträgt. Außerdem kann bei einer anfänglich stärkeren Gewichtsreduktion früher mit dem regelmäßigen moderaten Ausdauertraining begonnen werden.

Nun gibt es unterschiedlichste Formuladiäten frei verkäuflich in Apotheken, Drogerien oder im Internet. Zwar ist die Zusammensetzung dieser frei verkäuflichen Produkte fast deckungsgleich, da sie alle unserem Lebensmittelgesetz unterliegen, aber es gibt weder eine Anwendungskontrolle, eine Messung zur Klärung der abgenommen Körperfettanteile noch ein Verhaltenstraining oder ein sinnvolles Bewegungstraining, geschweige denn ärztliche Gesprächstermine. Aus diesen Gründen lehne ich die Einnahme dieser Produkte ohne ärztliche Kontrolle ab, da sie zu keiner Veränderung im Ernährungs- und Bewegungsverhalten führen. Vielmehr gehören solche Formuladiäten in die überwachende und führende Hand eines ernährungsmedizinisch geschulten Arztes.

Bei einem mittleren oder normalen BMI mit erhöhtem Körperfettanteil rate ich meinen Patienten zur Abnahme allein durch Umstellung der Ernährungs- und Bewegungsgewohnheiten. Durch die etwa 14-täglichen Kontrollmessungen der Körperzusammensetzung lässt sich der Erfolg einer gezielten Fettreduktion sehr gut nachweisen.

Wozu Sie sich auch entscheiden – wichtig ist, dass Sie Vertrauen in das jeweilige Programm haben, weil Sie im Voraus im Gespräch mit

Gott abwägen konnten, welche von den Möglichkeiten für Sie die Richtige ist.

Wenn Sie Ihr Zielgewicht mit normalem Körperfettanteil erreicht haben, gilt es beides zu stabilisieren. Jetzt sollten Sie die neuen Ess- und Bewegungsgewohnheiten ganz selbstverständlich weiter umsetzen, das heißt weiterhin viel komplexe Kohlenhydrate, ausreichend Eiweiß und langsam wieder etwas mehr Fett, nämlich 60–80 g täglich, essen. Auf keinen Fall dürfen Sie mit der begonnenen Bewegung aufhören – die vermehrte körperliche Bewegung gehört ein Leben lang zu einem aktiven Lebensstil, denn wozu hat uns Gott zwei Beine gegeben, wenn sie nicht gebraucht werden! Rund 200 Muskeln sind allein für die Bewegung zuständig. Wenn es nun eine Freude für Sie geworden ist, diese Muskeln auch für Ihre Gesundheit und Ihr Leistungsvermögen einzusetzen, sollten Sie sich diese positive Gewohnheit erhalten. Gott helfe Ihnen dabei!

Richtig und auf Dauer abnehmen durch Bewegung (Gerd Schnack)

Jede strenge Diät, jede einseitige und überbetonte Anwendung von Gesetzen, lähmt den Menschen und nimmt ihm die Freiheit und die Luft zum Atmen. Selbstdisziplin oder das Diktat eines Therapeuten machen schon den Versuch abzunehmen zur Qual, und mit Beginn einer Einschränkung bei der Ernährung ist die Frustration vorprogrammiert. Gefragt ist deshalb eine andere Form der Verantwortung für unsere Gesundheit und eine Gesundheitsförderung, die unsere Motivation stärkt. Denn unsere innere Uhr folgt mehr dem Gefühl als dem Willen. Man spricht sogar von der Intelligenz der Gefühle.

Gefühl steht vor Wille speziell beim Umgang mit Ernährung und Bewegung.

Machen Sie, was Ihnen Freude macht, aber lassen Sie dabei den richtigen Umgang mit Ihrem Körper und das Geben und Nehmen im Umgang mit Ihren Mitmenschen nicht außer Acht. Glück geht bekanntlich durch den Magen, und deshalb ist Essen und Trinken eine Freude, ein Genuss. Aus diesem Grunde sollten wir die drei Hauptmahlzeiten am Tag zelebrieren und hierbei Zeit und Raum entsprechend gestalten. Das unkontrollierte und hastige Essen unter Stress, wie es gegenwärtig in Großstädten auf dem Weg zur Bahn, zum Bus oder am Lenkrad beobachtet werden kann, ist der falsche Umgang mit unserer Esskultur und macht dick. Wir leben im „Simultan-Zeitalter“: Aus Zeitmangel werden vielfach zwei Vorgänge des täglichen Lebens gleichzeitig abgespult. Essen und Bewegung sind zwar zwei Seiten einer Medaille, ergänzen einander, sollten aber nicht miteinander verschmolzen werden, sondern schön der Reihe nach und bewusst eins nach dem anderen ablaufen.

Bei jeder strengen Diät in einem Leben der Freiheit ist die Frustration programmiert, weil der Mensch sich beim Einhalten von Gesetzen, wenn sie den Tagesrhythmus bestimmen, schwer tut. Massive Ernährungsumstellungen wirken wie ein hartes Gesetz, das uns die Luft zum Atmen nimmt. Damit man frei durchatmen kann, braucht es einen Ausgleich, den Ausweg über Bewegung.

Soziale Kontakte sind für den Menschen lebenswichtig, und es gibt nichts Schöneres, als mit Freunden Feste zu feiern, Ostern, Pfingsten, Weihnachten, Geburtstage ... Ein gutes Essen ist das Markenzeichen jeder häuslichen Feier für Freunde, Verwandte, ja für die ganze Familie. Mit Liebe werden schon die Vorbereitungen in der Küche gestaltet. Stellen Sie sich vor, auf dem Höhepunkt des Tages beginnen die Gäste in Ihrer Tischrunde Kalorien zu zählen und den größten Teil Ihrer Highlights aus der Küche zurückzuweisen! – In einer festlichen Tischrunde lassen die servierten Köstlichkeiten alle guten Vorsätze vom Tisch purzeln, und das ist gut so.

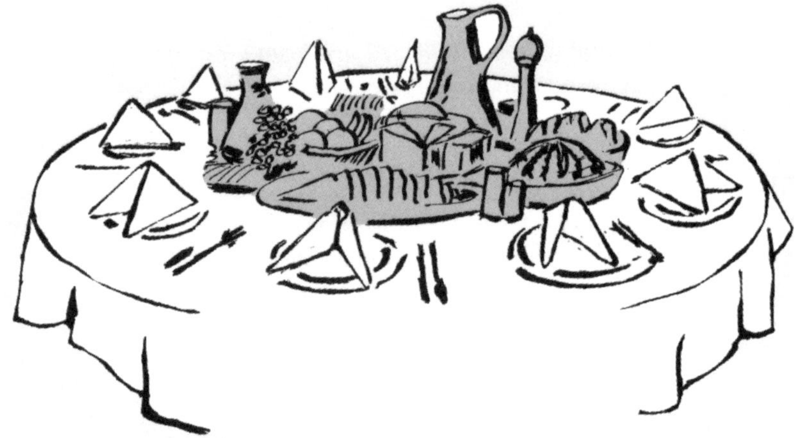

In der neuen Erlebnispädagogik steht Gefühl vor Wille, wenn eine erfolgreiche Verhaltensänderung langfristig gesichert werden soll.

Der Königsweg, um eine Ernährungsumstellung durchzuhalten, ist – wie bereits angesprochen – in einem Ausgleich durch Bewegung zu suchen, eine erlebnisreiche Bewegung, die Spaß macht und oft noch durch Musik stimuliert wird. Bewährt hat sich ein atemgesteuertes Ausdauertraining, bei dem gleichzeitig die großen Muskelgruppen der Beine aktiviert werden, um den notwendigen Stoffwechsel-Anstoß im Körper einleiten zu können.

Jeder Ernährungsumstellung wird durch den Bewegungsausgleich die Strenge genommen.

Der rhythmische Wechsel zwischen Aktivität einerseits sowie Ruhe, Entspannung und Erholung andererseits ist der wichtigste Schlüssel des Menschen, denn „nichts ist schwerer zu ertragen als eine Reihe von guten Tagen", wenn nicht wiederholt Bewegungsepisoden die genussvollen und oft zu lang andauernden Tischrunden unterbrechen. Der Bewegungsausgleich als Chance lässt uns unsere volle persönliche Freiheit, und wir können die Feste genießen, wie sie fallen, allerdings mit dem Vorsatz, dass wir in keiner Situation auf den gesundheitsfördernden Rhythmuswechsel verzichten können.

Bereits der Prediger im Alten Testament war von dem belebenden Wechselspiel dieses Lebens überzeugt:

„Alles, was auf Erden geschieht,
hat seine von Gott bestimmte Zeit.
Geboren werden und sterben, einpflanzen und ausreißen,
töten und Leben retten, niederreißen und aufbauen,
weinen und lachen, wehklagen und tanzen,
Steine werfen und Steine aufsammeln,
sich umarmen und sich aus der Umarmung lösen,
finden und verlieren, aufbauen und wegwerfen,
zerreißen und zusammennähen, schweigen und reden.
Das Lieben hat seine Zeit und auch das Hassen,
der Krieg und auch der Frieden." (Prediger 3,1–8)

Man könnte diese Zeilen mit Worten der Gegenwart ergänzen:

Nimm dir die notwendige Zeit für das Essen, nimm dir aber auch Zeit für die Bewegung.

Steigern Sie drei Mahlzeiten pro Tag bewusst zu einem Erlebnis, essen Sie mit Genuss, und lernen Sie dazwischen zu verzichten.

Alles im Leben ist relativ, und das persönliche Glück nach Stunden der Anstrengung und Entbehrung sieht anders aus als unsere ständige Rundum-Versorgung in der Wohlstandsgesellschaft, wie der Erstbezwinger der Eiger-Nordwand, Heinrich Harrer, treffend schilderte: „Trockene Kleider, ein Mauerhaken, auf den man sich verlassen kann, und köstlich lebenserweckende Getränke – das ist das höchste Glück in der Eiger-Nordwand."

Ausdauertraining mit langem Atem bringt uns an das Ziel unserer Wünsche.

Ziele im Leben erreicht man nur mit Ausdauer und mit einem langen Atem, sei es nun bei der Bewegung oder der Einhaltung eines neuen Ernährungsprogramms. Stress und jede schnelle Gangart verbrennen im Körper relativ wenig Fett, bevorzugt aber Glykogen, eine spezielle Speicherform des Zuckers. Etwa 300 g Glykogen, unser so genannter Superkraftstoff im Körper, kann in Leber und Muskulatur gespeichert werden, ein Vorrat, der beim flotten Jogging etwa bis Kilometer 30 ausreicht. Für Marathonläufer beginnt dann auf den letzten 12 Kilometern der echte Leidensweg; umgestellt auf die reine Fettverbrennung fordert der Körper nun mehr Sauerstoff, und die meisten Läufer haben plötzlich das Gefühl, gegen eine Wand zu laufen.

Zwei Energietanks unterhalten körperliche Bewegung: Der Glykogen-Tank liefert bevorzugt Superkraftstoff für die schnelle Gangart, der Kraftstoff Fett ist der Tank für die langsame Gangart.

Jede forcierte Bewegung geht in der Regel mit Kurzluftigkeit einher, sie nimmt uns den Atem. Ausgeprägt ist diese Stress-Atmung bei einem 400-Meter-Lauf, bei dem der Mensch den meisten Sauerstoff für die intensive Muskelarbeit benötigt und mit weit geöffnetem Mund auf kurzem Wege die Luft in die Lungen pumpt.

Sportarten mit Kurzluftigkeit sind eine Domäne der Jugend und des Leistungssports. Sie haben in der Gesundheitsförderung nichts zu suchen.

Für gesunde Bewegung gilt der Spruch: Laufen, ohne zu schnaufen! In der modernen Präventivmedizin ist Laufen *mit allen Sinnen* und nicht *wie von Sinnen* gefragt, damit während der Bewegung alle Körperzellen optimal mit Sauerstoff und Energie versorgt werden können. Die einfachste und natürlichste Geschwindigkeitsregulierung im Ausdauersport ist neben der Pulssteuerung die Atemsteuerung. Synchron zum Geh- oder Laufrhythmus erfolgt die Ein- und Ausatmung; in der Praxis hat sich der so genannte Dreier-Rhythmus im Walzertakt bewährt. Wir werden gleich sehen, wie das geht.

Bewegung mit allen Sinnen und nicht wie von Sinnen bedeutet optimale Fettverbrennung.

Bewegungssteuerung geschieht optimal über die Nasenatmung, sei es beim Walking oder Jogging. Die Geschwindigkeit wird so eingestellt, dass man bei geschlossenem Mund im Dreiertakt bei moderater Belastung über die Nase genug Luft bekommt, also über drei Schritte einatmen und über weitere drei Schritte über die Nase ausatmen.

Beim Ausdauertraining ist es ratsam, drei Schritte mit geschlossenem Mund über die Nase einzuatmen und anschließend drei Schritte bei geschlossenem Mund über die Nase auszuatmen.

Diese erste Stufe eines so genannten Totraum-Trainings hat sich in der Praxis bestens bewährt, wobei mit „Totraum" der reine Transportweg über Nase, Mund und Luftröhre zu den Lungenbläschen verstanden wird, denn auf dieser Transportschiene kann noch kein Sauerstoff-Austausch stattfinden. Je länger dieser tote Transportweg gestaltet ist, umso mehr Atemhilfsmuskulatur und Zwerchfellkraft muss für den Sauerstofftransport eingesetzt werden. Sportmedizinische Untersuchungen haben ergeben, dass mit einer konsequenten Nasenatmung beim Ausdauertraining jede Form der Kurzatmigkeit vermieden wird und somit die sauerstoffreiche Trainingszone nicht verlassen werden kann, man bleibt unter der so genannten anaeroben Schwelle, die 4 Millimol je Liter Laktat liegt, so dass im Körper nicht zu viel saure Milchsäure-Produkte angehäuft werden können. Milchsäure bildet sich immer dann vermehrt, wenn mit zu viel Ehrgeiz und mit kurzem Atem trainiert wird.

Die konsequente Nasenatmung ist das beste Regulativ beim Training in der sauerstoffreichen Trainingszone.

Die systematische Nasenatmung bremst jeden Übereifer beim Training, denn jede intensive und zu hohe Drehzahl des Muskelmotors wird mit „Stopp" beantwortet: Da bleibt einem beim Laufen regelrecht die Luft weg, die über den längeren Nasenweg (Totraum-Erweiterung) nicht zur Verfügung gestellt werden kann. Jeder von uns kennt das Phänomen, wenn wir unter Stress und mit Übereifer Treppen zu schnell angehen, spätestens im dritten Stockwerk steht man hechelnd am Treppengeländer und pumpt mit geöffnetem Mund auf kürzestem Wege die Luft in die Lungen.

Bedenke: Nur wer tief atmen kann, hat den Mut und die Kraft eines Löwen.

Die Nasenatmung hat viele Vorteile, sie wirkt wie ein Filter, reinigt die Luft, feuchtet sie an und erwärmt sie gleichzeitig. Besonders in der kalten Jahreszeit wird auf diese Weise Erkältungen und lästigen Nasen-Rachen-Katarrh vorgebeugt.

Im Gegensatz zur Nasenregulierung ist die Pulssteuerung beim Ausdauertraining umständlich. Nur Laufprofis und besonders Patienten in ihrer Regenerationsphase nach überstandenem Herzinfarkt oder beim Vorliegen anderer Herz-Kreislauf-Erkrankungen kommen nicht darum herum, sich mit ihr zu beschäftigen. Zielgenau trainieren kann man mit modernen Pulsuhren, wobei ein Brustgurt als Sender über dem Herzen exakte Werte wiedergibt, wie das mit einer umständlichen Handmessung am Handgelenk oder am Hals nicht möglich ist. Die erste Groborientierung beim pulsgesteuerten Training geht aus einer alten Faustregel hervor, die lautet:

> **_Puls beim Training gleich 180 minus Lebensjahre._**

Nach zahlreichen sportmedizinischen Untersuchungen liegen inzwischen Tabellen vor, die zielgenaue Trainingszonen ausweisen, wobei in Abhängigkeit vom Alter bei prozentualer Abschwächung trainiert wird; als Orientierungslinie gilt die maximale altersbedingte Herzfrequenz. Diese maximale altersbedingte Herzfrequenz ist die Schlagzahl des Herzens, die bei höchster körperlicher Belastung (z. B. 400-Meter-Lauf) erreicht werden kann, wobei im Laufe des Lebens aus biologischen Gründen die maximale Herzschlagzahl abnimmt. Ein Zwanzigjähriger wird bei höchster Belastung noch eine Pulszahl von 200 Schlägen in der Minute erreichen können, dagegen erreicht ein Sechzigjähriger in der Regel nur noch 160 Schläge. Auf diese Entwicklung hat auch ein optimal gestaltetes Ausdauertraining keinen Einfluss.

Beim Ausdauertraining ist es dringend ratsam, nicht im höchsten Belastungsbereich zu trainieren; wie schon ausgeführt, sind hohe Belastungen der Jugend und dem Leistungssport vorbehalten. In der modernen Gesundheitsförderung, insbesondere beim Abnehmen spielt das moderate entschleunigte Ausdauertraining eine entscheidende Rolle, das heißt man trainiert mit einer Pulsfrequenz zwischen 50 bis 80 Prozent der maximalen Herzleistung.

Fünf Trainingszonen beschreibt die moderne Sportmedizin beim Ausdauertraining, wobei die beiden oberen Zonen, die zwischen 80 bis 100 Prozent liegen, der intensiven und extremen Trainingsgestaltung im Leistungssport vorbehalten sind. Beim Gesundheitstraining und zur Ergänzung eines vernünftigen Ernährungsplanes spielen die drei unteren Trainingszonen, die von einer 50- bis 80-prozentigen Herzbelastung ausgehen, eine entscheidende Rolle.

Beim gesundheitsfördernden und ernährungsunterstützenden Ausdauertraining interessieren uns also laut Tabelle die drei unteren Trainingszonen, die zwischen 50 bis 80 Prozent der maximalen altersabhängigen Herzleistung liegen. In der horizontalen Ausrichtung ist das Lebensalter in einzelnen Dekaden von 20 bis 70 aufgeführt, wobei die Senkrechte für die einzelnen Trainingszonen die ent-

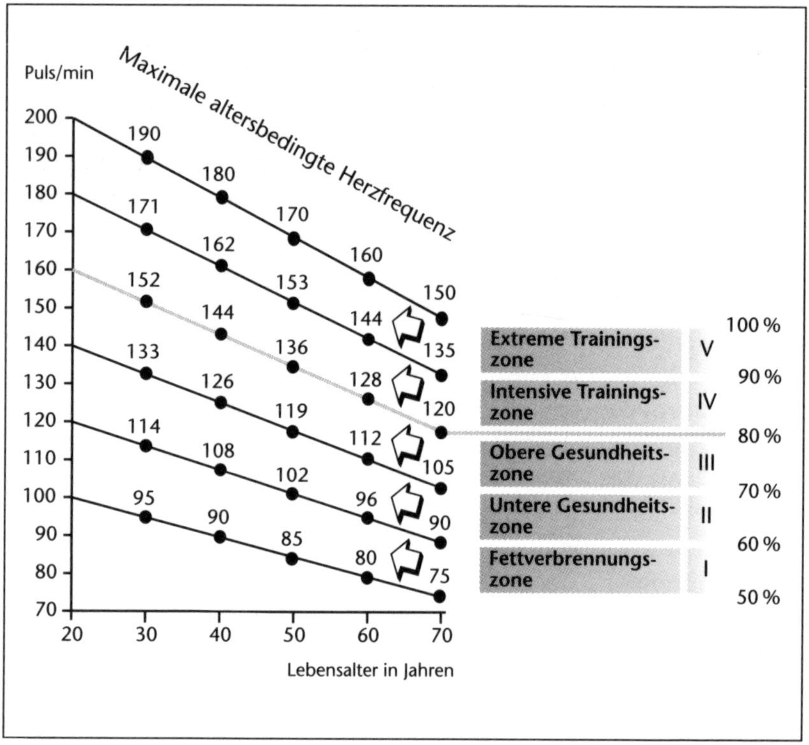

Ein gesundheitsorientiertes Ausdauertraining liegt zwischen 50–80 % der maximalen Herzfrequenz.

sprechenden Pulszahlen ausweist. Ein Vierzigjähriger hat beim pulsgesteuerten Training auf andere Zahlenvorgaben zu achten als ein Sechzigjähriger. Beim Vierzigjährigen liegt die absolute Leistungsgrenze im Ausdauerbereich bei der Umsetzung präventivmedizinischer Strategien bei 144 Schlägen je Minute, beim Sechzigjährigen bei 128 Schlägen je Minute, denn hiernach beginnt die sauerstoffarme Trainingszone, die ausschließlich dem Leistungsbereich vorbehalten ist.

Die Trainingszone I als *Muskel-Aktivierungsphase* liegt zwischen 50 bis 60 Prozent der maximalen Herzfrequenz und kann am besten durch den leicht beschleunigten Spaziergang oder durch kontrolliertes Walking in moderater Form angestrebt werden. In diesem

Trainingsbereich wird besonders die periphere Muskulatur verbessert, während wegen der geringen Belastung Herz- und Lungenleistung nur gering aufgebaut werden.

Die Trainingszone II als *Herz-Aktivierungsphase* zwischen 60 bis 70 Prozent der maximalen Herzfrequenz ist die so genannte Herz-Trainingszone, weil mit diesem leicht beschleunigten Bewegungsprogramm die Leistung des Herzmuskels verbessert wird und der zentrale Motor in dieser Trainingsphase mehr Blut in die Peripherie pumpen kann. Walking oder lockeres Laufen entspricht dem Training in der zweiten Trainingszone.

Die Trainingszone III als *Lungen-Aktivierungsphase* ist zwischen 70 bis 80 Prozent der maximalen Herzfrequenz angesiedelt. Auf dieser Belastungsstufe kommt es durch die vermehrte Atemarbeit zu einer Stärkung der Atem-Hilfsmuskulatur und des Zwerchfells.

Beim gesundheitsorientierten und diätunterstützenden Ausdauertraining existieren mit Blick auf die maximale Herzfrequenz drei Trainingszonen:

In der Trainingszone I wächst bevorzugt die periphere Muskulatur, insbesondere vermehren sich die kleinen „Kraftwerke" (Mitochon-

					Prozent der maximalen Herzfrequenz
Leistungsförderung	**Extreme Trainingszone**	Hohes Lauftempo über Mittelstrecken	Keine weitere Gesundheitsförderung	V	100 % – 90 %
	Intensive Trainingszone	Intensives Lauftempo über Langstrecken	Keine weitere Gesundheitsförderung	IV	90 % – 80 %
Gesundheitsförderung	**Obere Gesundheitszone**	Beschleunigtes Lauftempo über Langstrecken	Verbesserung der Lungenkapazität	III	80 % – 70 %
	Untere Gesundheitszone	Wogging oder leichter Lauf	Verbesserung der Herzkapazität	II	70 % – 60 %
	Fettverbrennungszone	Beschleunigter Spaziergang	Verbesserung von Muskelkapazität u. Durchblutung	I	60 % – 50 %

drien), die im Stoffwechselgeschehen des Körpers eine entscheidende Rolle spielen; sie nehmen an Zahl und Größe zu.

Die Trainingszone I ist die Fettverbrennungszone mit überragender Bedeutung bei jedem Ernährungsprogramm.

In der Trainingszone II zwischen 60 bis 70 Prozent der maximalen Herzfrequenz vergrößert sich das Herz, nimmt an Muskulatur zu und kann bei dieser Intensität mehr Sauerstoff und Energie in die Peripherie pumpen.

Die Trainingszone III zwischen 70 bis 80 Prozent der maximalen Herzfrequenz bewirkt eine Leistungs- und Gesundheitsförderung der gesamten Lungenarbeit; die Atem-Hilfsmuskeln und das Zwerchfell verbessern sich in ihrer Leistung.

Was bringt Ausdauertraining?

Stress ist die Geißel des 21. Jahrhunderts. Die Gefahrenspirale beschleunigt sich, wenn zu chronischem Stress noch Bewegungsmangel hinzukommt. Der Mensch ist von Natur aus ein Laufwesen. Der moderne Industrialisierungsprozess hat ihm jedoch die allumfassende körperliche Aktivität genommen. Nach der nächtlichen Bettruhe frühstückt man im Sitzen, man bewegt sich passiv im Auto oder in öffentlichen Verkehrsmitteln zum Arbeitsplatz, dessen Anforderungen vorwiegend sitzend (etwa in der Betätigung einer Tastatur) erfolgt, und beschließt den einseitigen Kreislauf am Abend in der umgekehrten Reihenfolge.

Stress und Bewegungsmangel – unsere Lebenskerze brennt gleichzeitig an beiden Enden.

Stress, falsche Wohlstandsernährung und Bewegungsmangel sind, wie wir oben schon gezeigt haben, die Ursachen des ständig im Anstieg begriffenen Metabolischen Syndroms, das durch Übergewicht, Fettstoffwechselstörung im Blut, Arteriosklerose, Bluthochdruck und Typ-II-Diabetes gekennzeichnet ist. Ausdauertraining ist das natürlichste Mittel der modernen Präventivmedizin, das im fehlerhaften Kreislauf besonders bei Herz-Kreislauf-Erkrankungen Einfluss nehmen kann.

Ausdauertraining ist das Medikament des Jahrhunderts, ohne Nebenwirkung, auf das der Mensch problemlos zurückgreifen kann.

Regelmäßiges Ausdauertraining bewirkt eine Absenkung des Blutdrucks und der Herzfrequenz in Ruhe, wobei nachhaltige Wirkungen nach vier bis sechs Wochen dokumentiert werden können. Durch ein bisschen Unruhe am Tag erreichen Sie, dass Ihr Herz in Ruhe langsamer schlägt. Eine Absenkung der Herzschlagzahl um 15 Schläge in der Minute bedeutet für den Herzmuskel eine extrem hohe Einsparung an Arbeit und eine nachhaltige Entlastung. Das Herz muss in diesem Falle pro Tag 21.600 mal weniger schlagen, das bedeutet umgerechnet ein Einspar-Potential pro Jahr von 8 Millionen Kontraktionen.

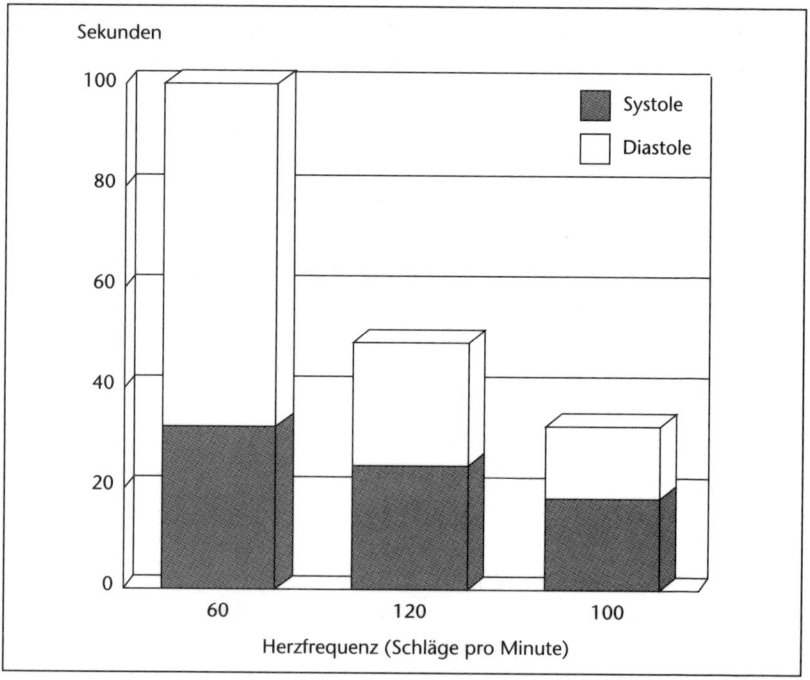

Bei geringer Herzfrequenz ist die Zeit der Diastole verlängert, in der der Herzmuskel mit Sauerstoff und Energie versorgt wird.

Ausdauertraining, regelmäßig praktiziert, bewirkt körperliches Wachstum durch mehr Sauerstoff, ein Wachstum, an dem neben der Muskulatur praktisch alle Organsysteme beteiligt sind.

Das autonome Nervensystem des Menschen, das sich aus dem Kampf- und Fluchtnerven Sympathikus und dem beruhigenden Gegenspieler Vagus oder Parasympathikus zusammensetzt, ist durch unser modernes Leben in Unordnung geraten. In einer Zeit ständiger Beschleunigung, in einer hellen, lauten und schnelllebigen Welt, dreht der Kampfnerv Sympathikus praktisch durch, weil die entlastenden Fluchtwege in der Regel geschlossen sind. Der Mensch erlebt heute Stress im Sitzen, weil – wie bereits gezeigt – aus dem Laufwesen ein Sitzwesen geformt wurde. Ausdauertraining bewirkt, dass die ergänzende Wirkung zwischen Kampfnerven und Beruhigungsnerven wieder ins richtige Lot gerät. Die gefährlichen Herz-Kreislauf-Erkrankungen wie Herzinfarkt, Schlaganfall und Diabetes II können wesentlich dadurch unter Kontrolle gehalten werden, wenn wir die Parasympathikus-Aktivitäten stärken.

Ausdauertraining verstärkt alle Parasympathikus-Aktivitäten im Körper, ein Schutzschild gegen Herz-Kreislauf-Erkrankungen.

Ausdauertraining ändert nachhaltig die Körperzusammensetzung, und die aktive Muskelmasse nimmt durch Abnahme des Fettanteils im Körper zu. Hiermit ist ein Absinken des Cholesterins im Blut verbunden, denn jede Cholesterin-Erhöhung ist wesentlich an der Entwicklung von Bluthochdruck und Arteriosklerose, den Vorboten für Herzinfarkt und Schlaganfall, beteiligt.

In der Arteriosklerose-Vorbeugung muss man die zwei Fraktionen des Gesamtcholesterins im Auge behalten. Konkret ist einmal das „böse LDL“ (Low-Density-Lypoprotein) und auf der anderen Seite das „gute HDL“ (High Density-Lipoprotein) zu beachten. Insbesondere das böse Cholesterin spielt eine Hauptrolle beim Einschleusen des Cholesterins in die Zellen, während dagegen das gute Cholesterin den Abtransport zur Leber bewirkt und somit der Arteriosklerose entgegenwirkt. Ein hoher LDL-Spiegel fördert somit die Entstehung der Arteriosklerose, während ein hoher HDL-Spiegel als ein Arterien-Schutzfaktor gesehen werden kann. Der Quotient aus Gesamtcholesterin und HDL weist bei Werten zwischen 5 bis 7 ein mäßig erhöhtes Risiko aus, bei Werten über 7 besteht ein hohes Herz-Kreislauf-Risiko.

Die Grenzwerte der Herzgesundheit lauten: Blutdruck nicht höher als 140/90 mmHg.

> ***Das Zahlenverhältnis von Gesamtcholesterin zu gutem Cholesterin (HDL) sollte einen Wert von 5–7 erreichen.***

Ausdauertraining erhöht das gute Cholesterin, senkt den Blutdruck und vermindert damit das Arteriosklerose-Risiko. Ein innerer körperlicher Wachstumsprozess steht im direkten Zusammenhang mit dieser Bewegungsart und kann nach zahlreichen Studien objektiviert werden: Verbessert wird die maximale Sauerstoff-Aufnahmefähigkeit des Körpers, so dass alle Zellen optimal versorgt werden. Die Verbesserung der maximalen Herzförderleistung nimmt zu, und erst mit dieser Verbesserung der Pumpleistung kommt der Sauerstoffstrom im Körper in Gang. Über den Ausbau der kleinsten Sauerstoffkanäle (Muskelkapillaren) wird die bessere Blutverteilung gewährleistet. Mit der Zunahme der körpereigenen „Energiekraftwerke“ kann gleichzeitig die gesamte Stoffwechselsituation verbessert werden.

Wie fördern wir die Stärkung und das Wachstum von Muskeln und Organen durch Ausdauertraining? Die Wirkung eines guten Ausdauertrainings lässt sich wie folgt zusammenfassen:

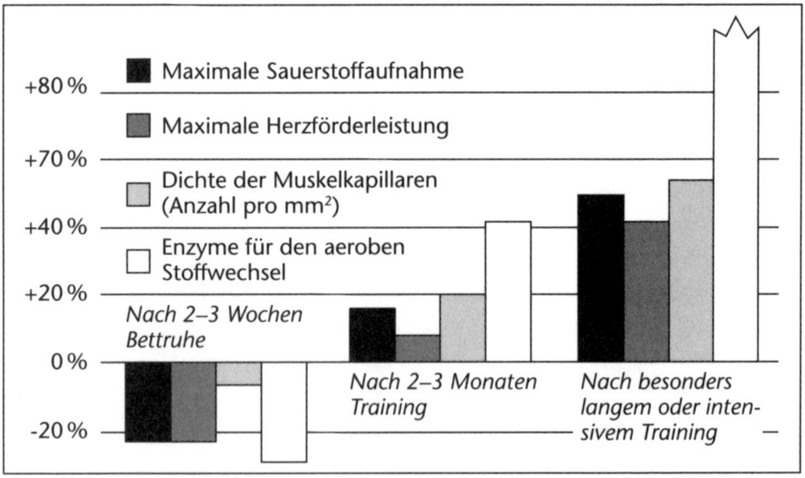

Nachhaltige Verbesserung des gesamten Herz-Kreislauf-Systems durch moderates Ausdauertraining in Trainingszone I–III.

- Abbau von Übergewicht und Austausch der stoffwechsel-inaktiven Fettmasse gegen die stoffwechsel-aktive Muskelmasse.
- Verbesserung der maximalen Sauerstoff-Aufnahme im Gesamtorganismus, bedingt durch eine Steigerung des Herz-Minuten-Volumens, eine Vergrößerung des Herzmuskels und eine verbesserte Sauerstoff-Versorgung des Herzens in Ruhe durch Absinken des Ruhepulses und eine Verlängerung der Diastole.
- Steigerung des Atem-Minuten-Volumens mit verbesserter maximaler Sauerstoff-Aufnahme. Ein Untrainierter verfügt über 120 Millimol, ein Ausdauertrainierter über 200 Millimol.
- Kreislauf-Entlastung durch Blutdrucksenkung und Abnahme des Arteriosklerose-Risikos. Ausbau der Sauerstoffträger im Blut, Senkung des Blutfettspiegels. Vorbeugung gegen Herzinfarkt, Schlaganfall und Typ-II-Diabetes.
- Im Bewegungssystem Kräftigung der Muskulatur mit verbesserter Durchblutung und Vergrößerung der Energiefluss-Rate durch Vermehrung der „Muskelkraftwerke“ oder „Energiekraftwerke“ (Mitochondrien).
- Steigerung der Gehirndurchblutung, Kreativitätssteigerung und Verbesserung des Neuzeitgedächtnisses. Vorbeugen gegen Schlaganfall.
- Ausdauertraining ist ein exzellentes Antidepressivum, dessen positive Wirkung besonders in den dunklen Wintermonaten (fehlendes Sonnenlicht) nachzuweisen ist.
- Verbesserung der allgemeinen Immunsituation, insbesondere ein Training im Freien macht uns widerstandsfähiger gegen die Wechselwirkung des Wetters. Verbessert wird insbesondere die Anpassungsfähigkeit des Menschen, so dass das Eingewöhnen in eine neue Klimazone leichter und schneller vor sich geht, die Erholungszeit im Urlaub nimmt zu.
- Beseitigung von Schlafstörung, wenn das Training nicht zu spät am Abend durchgeführt wird.
- Normalisierung der Darmfunktion, insbesondere die Nasenatmung bewirkt eine hohe Aktivität der Zwerchfellpumpe, wodurch eine intensive Massagewirkung auf den quer verlaufenden Dickdarm ausgelöst wird, mit verbesserter Darmfunktion.

Effektives Training – Entschleunigung statt Beschleunigung

Entschleunigung statt ständige Beschleunigung ist das Gebot der Stunde. Dabei ist nicht die willentliche Steuerung beim Training entscheidend, sondern das innere Gefühl, ein Wohlfühlfaktor auch in der Bewegung, der ganz besonders der Gesundheitsförderung dient. Sich beim Laufen gehen lassen und nicht laufen, dass einem Hören und Sehen vergeht, drückt am besten das Training in der so genannten Fettverbrennungszone aus, das gleichzusetzen ist mit der Trainingszone I zwischen 50 bis 60 Prozent der maximalen Herzfrequenz.

Diese Trainingszone kann leicht über die konsequente Nasenatmung kontrolliert werden, wie bereits detailliert vorgestellt. Sollten jedoch Ihre Nasenscheidewände zu eng gebaut sein, so müssen Sie selbstverständlich auf die Mundatmung umstellen. Ein Versuch mit einem Nasenpflaster, das die Nasenflügel erweitert, lohnt sich, weil hierdurch leicht die Hindernisse für einen optimalen Luftstrom aus dem Weg geräumt werden können.

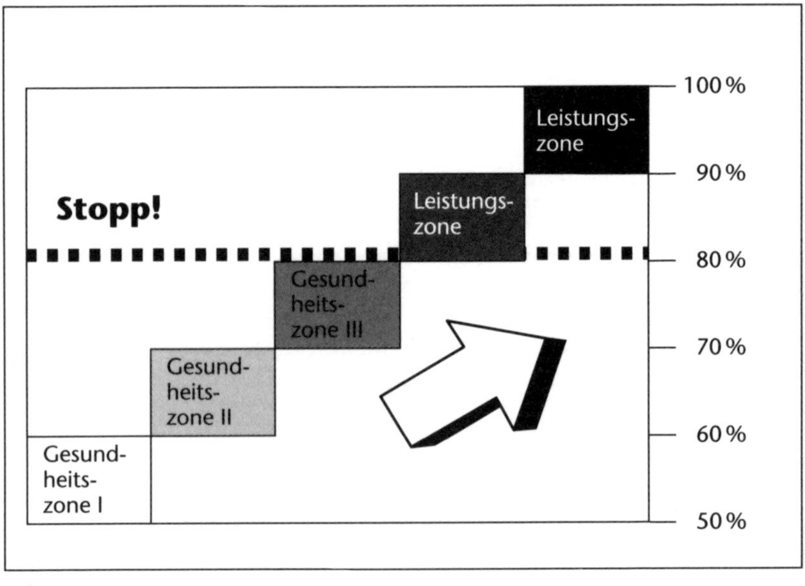

10–15 Minuten Bewegungsepisoden im Alltag als Motivationsschub

„Bewege täglich dein rechtes und linkes Bein", ist eine aktuelle Botschaft. In der Einstiegsphase helfen schon kurze 10-Minuten-Episoden, die leicht in den Alltag eingebaut werden können. Bewusst verzichten wir auf dem Heimweg auf den Bus, steigen eine Station früher aus und bewegen uns ganzkörperlich. Jede Treppe wird zum kostenlosen Fitness-Studio und kann der schöpferischen Pause am Bahnhof, am Flughafen dienen, das heißt wir tauschen 15–30 Minuten Wartezeit im Sitzen durch Geh-Episoden aus. Entschleunigung beim Treppensteigen heißt, dass pro Sekunde eine Stufe bewältigt wird. Jede zurückgelegte Treppe ist ein Gewinn für Leistung und Gesundheit.

Jede zurückgelegte Stufe verlängert Ihr Leben um 5 Sekunden.

Bewegungsepisoden, bei denen ca. 100 kcal verbrannt werden, sind erste realistische Schritte zur Verhaltensänderung. Sie führen schnell zu greifbaren Erfolgen. Damit rückt ein weit entferntes Ziel in greifbare Nähe. Wenn Sie sich diesen 100-kcal-Verbrauch vornehmen, können Sie zunächst Ihr Gewicht halten und nehmen nicht weiter zu, ein Erfolg, der Ihnen Mut zum Weitermachen, ja zum langsamen Ausbau des Programms macht. Die Verführungen im Alltag sind vielfältig, und die bunten, gut schmeckenden Verlockungen sind Fallgruben, in die wir allzu leicht hineinstolpern. Bewegungsmangel und Stress tun ihr Übriges und lassen Ihren „Fettmantel" dicker und dicker werden.

Die 100-kcal-Bewegungsepisode ist leicht, schnell und überall umsetzbar. Greifbare Erfolge machen Ihnen Mut, Sie bleiben zunächst, wie Sie sind, und nehmen nicht zu.

Ausdauertraining beginnt also mit kurzen Bewegungsepisoden, und nur ganz allmählich erhöhen Sie das Programm auf 30 Minuten und bei entsprechender Stimmung sogar auf 60 Minuten. Entschleunigung statt ständiger Beschleunigung bestimmen das Ausdauertraining, wobei wir bemüht sind, entsprechend der Belastung die Nasenatmung im Dreiertakt (3 Schritte ein-, 3 Schritte ausatmen) beim Walking, Jogging oder Radeln zu halten, wie bereits dargestellt wurde.

Bewegung im Ausdauerbereich wird, wie bereits aufgeführt, von den zwei Kraftstofftanks im Körper gesteuert, dem Glykogen- und dem Fett-Tank. Glykogen als Kraftstoff benötigt zur Umsetzung weniger Sauerstoff als Fett und ist daher für die schnelle Laufleistung entscheidend, die aber bei der Fettverbrennung eine nur untergeordnete Rolle spielt. Die Fett-Energie steht dem Menschen praktisch endlos zur Verfügung, aber zur Umsetzung braucht es mehr Sauerstoff, der uns jedoch bei schneller Gangart nicht ausreichend zur Verfügung steht.

Bei der Fettverbrennung können wir allerdings unseren Körper „überlisten": Wir lassen es einfach langsam und kontrolliert angehen, achten jedoch darauf, dass wir möglichst 30 Minuten oder bes-

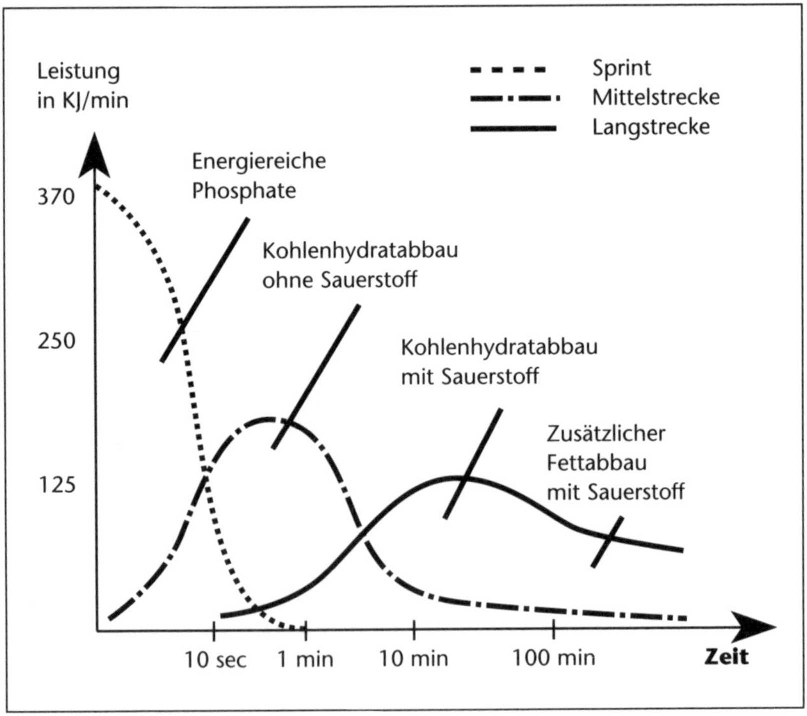

ser noch länger (60 Minuten) unterwegs sind. So gesehen ist der leicht beschleunigte Stundenspaziergang das Mittel der Wahl für einen optimalen Fettabbau.

Fettverbrennung heißt mäßiges Tempo, allerdings auf längere Zeit.

Die Ursache liegt im Aktivitätsverhalten des fettabbauenden Enzyms (Lipoproteinlipase), das nach 40 Minuten erst richtig aktiv wird und bei 60 Minuten seine höchste Wirkung entfaltet.

Ausdauertraining lebt vom Kalorienverbrauch. In der moderaten Bewegungsform wird der Kaloriennachschub besonders vom Fett-Tank aufrechterhalten. Das Metabolische Syndrom als beherrschender Zivilisationsschaden des 21. Jahrhunderts ist nur dann in den Griff zu bekommen, wenn der Fettanteil durch eine optimale Stoffwechselaktivierung langfristig abgebaut wird. 300 kcal täglich durch Bewegung wäre eine optimale Tagesdosis, wobei pro Woche ca. 2000 kcal durch Ausdauertraining verbrannt werden sollten. Auf diese Weise nimmt nicht nur der Körperfett-Anteil im Körper ab – auch ein wesentlicher Schutz gegen Herz-Kreislauf Erkrankungen wird aufgebaut.

300 kcal durch Ausdauertraining werden verbraucht bei:

- 30 Minuten Jogging
- 60 Minuten Radeln
- 30 Minuten Skilanglauf
- 30 Minuten Schwimmen oder Aqua-Jogging
- 60 Minuten Tennis
- 60 Minuten Walking oder beschleunigter Spaziergang

Insgesamt gesehen erbringt ein permanentes Ausdauertraining eine positive Lebensumstellung, einen Schutzfilter gegen chronischen Negativstress und den natürlichen Umgang mit Depressionen. Werden Sitzgewohnheiten mit Bewegungsgewohnheiten im Ausdauerbereich ausgetauscht, erfolgt praktisch automatisch eine nachhaltige Umstellung der Ernährung.

Jede passive Lebensweise verleitet zu einer kalorienreichen, fettreichen und süßen Ernährung. Ein aktives Leben in Bewegung fordert automatisch eine kohlenhydratreiche, ballaststoffintensive lebendige Nahrung, in der besonders Obst und Gemüse einen hohen Stellenwert aufweisen, wie im ersten Teil des Buches detailliert ausgeführt ist.

> ***Ausdauertraining bewirkt automatisch eine Umstellung auf eine gesunde Ernährung ohne Druck und Zwang.***

Meditation beseitigt Heißhunger-Attacken

In einer schnellen, lauten, hellen Welt ständiger Beschleunigung wird der Mensch von Seiten des autonomen Nervensystems durch seinen Kampf- und Fluchtnerv Sympathikus beherrscht, wie wir bereits gesehen haben. Dieser Kämpfer fordert Leistung, treibt den Blutdruck nach oben, beschleunigt die Herzarbeit und verspannt die gesamte Muskulatur. Negatives Denken im Kopf macht sich breit, denn unter Stress kann man nur noch schwer einen klaren Gedanken fassen. Sorgen und Ängste werden unkontrolliert mit schnellem Essen kompensiert. Der Sympathikus macht uns ungeduldig. Das vergebliche Warten darauf, dass unsere persönlichen Wünsche sich erfüllen, werden zu einer körperlichen Tortur. Permanente Beschleunigung bestimmt den Alltag. Die aktuelle Gegenwart vergeht wie im Fluge, weil alle Aufmerksamkeit einseitig auf das Ziel gerichtet ist. Zielorientiert strebt der Mensch nach vorn und vergisst automatisch den notwendigen Ausgleich, der immer in einer Gegenbewegung zu suchen ist.

Chronischer Stress fordert den Kampfnerv (Sympathikus) heraus und provoziert Heißhunger-Attacken.

Kraft und Energie gewinnt der Mensch aber nur aus Stille, Ruhe und Entspannung. In einem Leben ständiger Beschleunigung sind ihm diese jedoch abhanden gekommen. Bewusste Achtsamkeit im Sinne der Meditation ist das Gebot der Stunde. Ein Leben mit Entschleunigung lässt auch die kleinen Ereignisse des Alltags an Bedeutung gewinnen und in einem anderen Licht erscheinen. Genießen Sie die drei Mahlzeiten pro Tag, zelebrieren Sie sie, essen Sie langsam und bewegen Sie jeden Bissen 20 mal im Mund hin und her.

Repetitives Meditationstraining (RMT) ist eine neue Chance auch in jedem Abnehmprogramm, weil hierdurch unser ungeduldiger Kampfnerv Sympathikus in Grenzen gehalten werden kann, indem sein Gegenspieler, der Beruhigungsnerv Vagus oder Parasympathikus, stärker unser Leben bestimmt. Der Parasympathikus ist ein

Gentleman, der regelrecht auf die Bühne gebeten werden will. Er reagiert nicht automatisch, man muss sich nachhaltig um ihn bemühen.

> ***Der Beruhigungsnerv (Parasympathikus) ist ein Gentleman, der bewusst inszeniert und auf die Lebensbühne komplimentiert werden will.***

Von unserer Mutter haben wir bereits vor der Geburt intuitiv die Meditation gelernt, denn das Kind kann im Mutterleib ab der 20. Woche hören. Es hört rhythmische Wiederholungen, ausgelöst vom Herzschlag und besonders von der Atmung. Mit der Begabung, zu fühlen und darauf zu reagieren, was sich rhythmisch bewegt, ist jeder Mensch auf die Welt gekommen. Mit natürlicher Selbstverständlichkeit beantworten alle Mütter dieser Welt die Stressreaktion ihres schreienden Kindes mit wiegenden Arm-, Bett- oder Kinderwagen-Bewegungen, und alle Wiegenlieder der Welt gehorchen dem gleichen Grundrhythmus wie die bekannte Melodie von Brahms: „Guten Abend, gut' Nacht, mit Rosen bedacht".
Die frohe Botschaft lautet: Jeder von uns kann sofort nach dem Lesen dieser Zeilen damit beginnen, hat er doch 6 Monate vor seiner Geburt dieses „pränatale Lernprogramm" vermittelt bekommen. Meditation beschreibe ich in diesem Zusammenhang so:

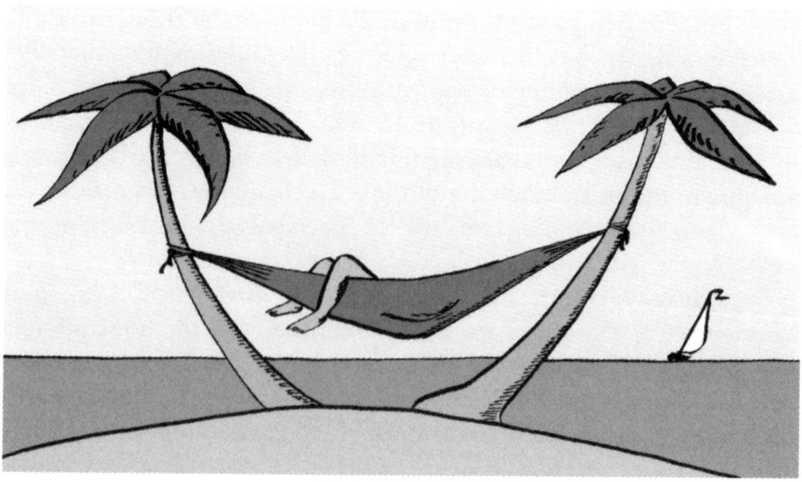

- Gehen Sie in die Stille und schließen Sie die Augen.
- Konzentrieren Sie sich auf die Ein- und Ausatmung, die einer typischen Wiegebewegung entspricht.
- Zur Sammlung unserer Gedanken, quasi zum Einfahren unserer ständig auf Sendung befindenden Sinnesorgane, benutzen wir ein Leitwort, ein Leitgebet oder eine Leitmelodie.

Über die Synchronisation zwischen Atmung einerseits und Leitwort, Leitgebet oder Leitmelodie andererseits kommt der Mensch regelrecht zur Mitte, zur Ruhe und zur umfassenden Entspannung.

Die gesundheitsfördernde Wirkung durch Meditation auf den Gesamtorganismus ist gewaltig und kann die Ergebnisse des Ausdauertrainings für die Prävention in folgenden Punkten noch überragen:

- Absinken der Herzfrequenz und des Blutdrucks.
- Verminderung der Atemfrequenz, die Atmung wird ruhiger und tiefer.
- Komplexes Stretching mit besonderer Entspannung der Rückenmuskulatur.
- Deutliche Kreativitätssteigerung mit der Ausblendung von Sorgen und Ängsten.
- Entschleunigung statt Beschleunigung; in der Meditation bleibt die Zeit sozusagen stehen.
- Heißhunger-Attacken verschwinden.

Zur erfolgreichen Gestaltung eines wirksamen Ernährungsfahrplanes auf Dauer verfügen wir über zwei exzellente Möglichkeiten:

- Ausdauertraining in optimaler Dosierung und in moderater Form.
- Repetitives Meditationstraining zur Gestaltung schöpferischer Pausen in Verbindung mit Ausdauertraining.

„Meditation and more" nenne ich die Verbindung von Ausdauertraining und Meditation, wodurch eine Anti-Stresswirkung auf den Gesamtorganismus nachhaltig gesteigert werden kann. „Meditation and more" ist eine Bewegungs- und Entspannungsstrategie, die nachhaltig ein positives Ernährungsverhalten unterstützt.

„Meditation and more" ist das Patentrezept der neuen Präventivmedizin. Es ist kostenlos und jederzeit verfügbar und hat bei richtiger Dosierung keinerlei Nebenwirkungen.

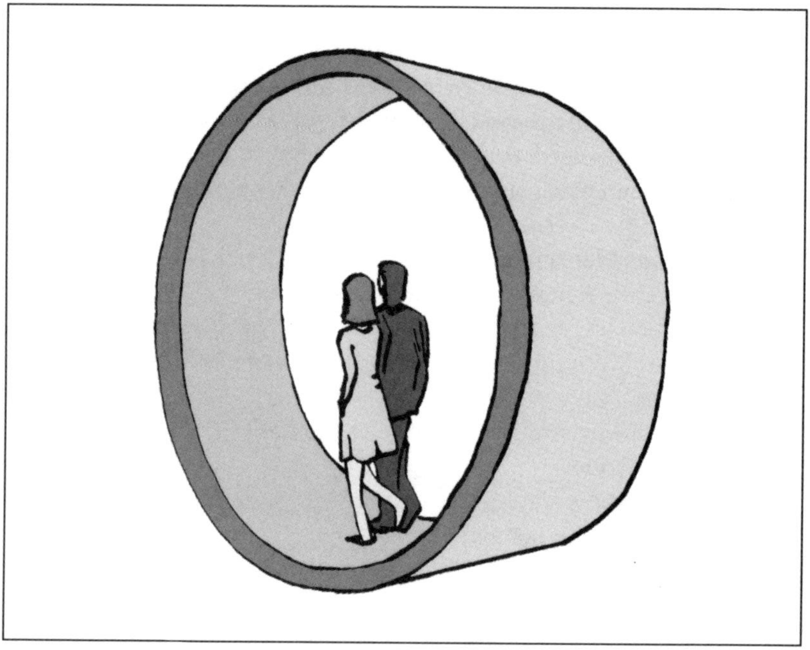

Typische Kreisbewegung mit endloser Wiederholung.

Zur Bewegung motivieren durch positive Erlebnisse

Freiheit und die neu entdeckte Lust- und Laune-Mentalität können gesundheitsfördernd oder -schädigend wirken, wenn sie nicht gut dosiert sind. „Nach Regen scheint Sonne, nach Weinen wird gelacht“, drückt mit einfachen Worten aus, was unser Leben so lebenswert macht, nämlich ein ständiger Wechsel. Balance und Harmonie werden nur dann aufgebaut und können zentral unser Leben bestimmen, wenn wir Gegensätze in ein gut ausgewogenes Verhältnis bringen. Alles im Leben hat seine bestimmte Zeit, Zeit für die Anspannung einerseits und Zeit für die Entspannung andererseits. Der regelmäßige rhythmische Wechsel ist der eigentliche Gesundheitsmotor des Menschen.

Ein hilfreiches Bild hierfür ist die Spirale. Sie verläuft in vielen Bögen ausgreifend in die eine und andere Richtung. Im Gegensatz zum

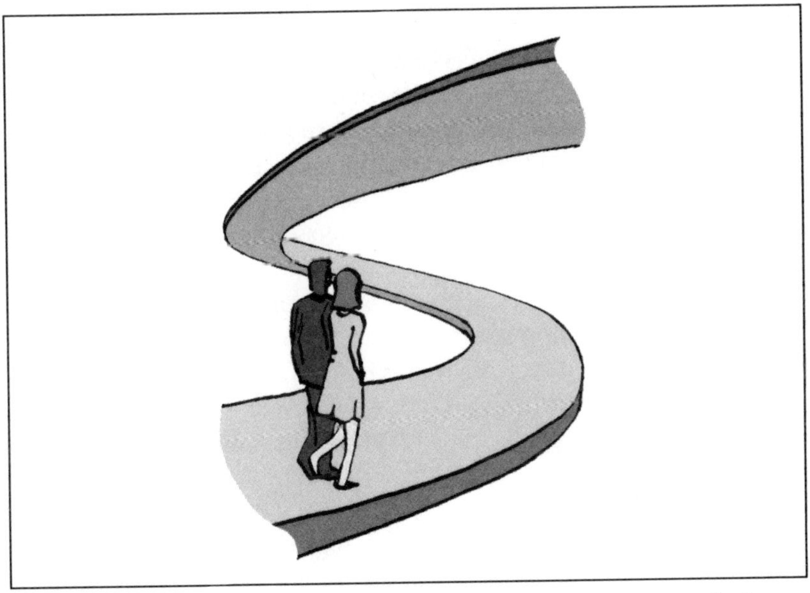

Kreisbewegungen in einer Spirale schließen Wiederholungen aus, die Entwicklung geschieht vom Einfachen zum Höheren.

einfachen Kreislauf ist die Spirale dreidimensional konzipiert. Während der Kreis nur über die Länge und die Höhe verfügt, weist die Spirale auch die dritte Dimension, die Tiefendimension, aus. In einer Spirale gibt es niemals eine echte Wiederholung wie in der einfachen Kreisvorstellung. Spiralförmige Bewegungen tendieren immer vom Einfachen zum Höheren, streben einem Zenit entgegen. Der einfache Kreislauf, die direkte Gerade sind in der Natur nicht vorgesehen. Selbst im Kosmos herrschen Spiralen in Form von Galaxien vor, und die Erde als Teil der Milchstraße ist ebenso in einen Spiralarm eingebaut, den wir in seiner typischen Schwingung erst aus größerer Distanz erkennen würden.

Alles um uns herum und in uns ist auf den wechselnden Rhythmus der Spiralkinetik angelegt. Die Anspannungsphase des Herzens (Systole) wird automatisch von der Entspannungsphase (Diastole) abgelöst. Ausatmung braucht Einatmung, auf Ebbe folgt die Flut, und die Ruhe- und Erholungspause eines guten Essens braucht die körperliche Aktivität.

Dieser natürliche Wechsel ist uns Menschen beim Umgehen mit der Natur und in unserer Eigensteuerung verloren gegangen. Tief in unserem Innern ist dieser Wechselmechanismus angelegt und sollte wiederentdeckt und mobilisiert werden. Auf diese Entdeckungsreise wollen wir Sie begleiten, Sie motivieren und vorrangig gute Laune verbreiten. Wir wollen Sie nicht zu einem leistungsorientierten Jogger oder zu einem Radprofi machen. Es geht uns um einen gesunden Ausgleich, bei dem Wohlbefinden und nicht die Leistung im Vordergrund stehen.

Bewegen Sie sich vielseitig und möglichst nach Ihren Begabungen. Schalten Sie regelmäßig auf den natürlichen Wechsel zwischen Anspannung und Entspannung, zwischen Ruhe und Mobilität um. Setzen Sie täglich Ihr rechtes und linkes Bein beim Gehen, Laufen und Radeln ein. Aquajogging mit entsprechender Weste ist besser als Schwimmen im Ausdauerbereich, leicht erlernbar und optimal gelenkentlastend.

Wählen Sie im Ausdauersport die Gangart, die Ihnen auf den Leib geschrieben ist, und stellen Sie sich einen bunten Blumenstrauß unterschiedlichster Bewegungsarten in Ihr Leben. Wandern Sie in der Ebene oder bergauf. Joggen, radeln, tanzen oder aquajoggen Sie.

Das sind Paradedisziplinen, um lästiges Fett gegen aktive Muskulatur auszutauschen. Besonders Musik ist ein wiederentdecktes Therapeutikum der modernen Erlebnisprävention, wobei Musik mit antriebsfördernden Strukturen (aufsteigende Akkorde, punktierte Noten, lebhafter Rhythmus) Bewegung auslöst, während im Gegensatz hierzu meditative Musik im Melodieaufbau mit Ruhe und Wiederholung arbeitet und der Rhythmus von betonten und unbetonten Abschnitten bestimmt wird.

Tanz-Jogging ist rhythmisches Laufen auf der Stelle auf schwingendem Boden, ein Seiltanzen besonderer Art. Nur Fliegen ist schöner als das hochwirksame Ausdauertraining auf dem schwingenden Boden, weil alle Körperzellen einer optimalen Pumpwirkung ausgesetzt werden, bewirkt durch eine Impuls-Umkehr zwischen bremsenden und beschleunigenden Kraftformen im Schwerkraftfeld der Erde.

Tanz-Jogging auf dem Minitrampolin zu Hause ist eine wunderbare Möglichkeit der Bewegungsentspannung, denn mit Musik geht alles besser und die Pfunde purzeln im Takt der Musik.

Ein wirksames Adios-Kilos-Programm kann durch Tanz-Jogging auf dem Minitrampolin erfolgreich eingeleitet und über die ständige Verfügbarkeit des Gerätes leicht ein Leben lang umgesetzt werden. Dabei werden wir durch verschiedene Faktoren motiviert:

- Hoher Spaßfaktor durch Laufen auf einem schwingenden Boden.
- Intensiver Muskeleinsatz durch Laufen mit Händen und Füßen in der Swingtechnik.
- Ein Swing-Jogging auf dem Trampolin betont einen bewussten Horizontalschub des Fußes, der bewusst über Ferse und Vorfuß abgerollt wird.
- Die Verwendung von zwei Handgewichten mit Schlaufen (je ein Kilogramm pro Seite) bedeutet ein Ganzkörpertraining wie beim Skilanglauf, ein so genanntes Laufen mit Händen und Füßen.

- Bewusste Schwung- und Gegenschwungtechnik, wobei beim Vorschwingen der Arme und Füße auf die Zehen- und Fingerstreckung geachtet wird.
- Laufen auf einer schwingenden Matte ist zugleich ein spezielles geistiges Jogging, denn das Gehirn reagiert positiv auf jeden Überraschungseffekt.
- Seiltanzeffekt beim Laufen auf der schwingenden Matte ist ein optimales Antisturz-Programm, weil die Koordination optimal geschult wird.
- Meditative Laufelemente entstehen durch die bewusste Synchronisation von Musik und Bewegung.
- Verstärkung der Achtsamkeit durch Tanz-Jogging vor einem Spiegel.
- In der Bindung der gesamten Aufmerksamkeit vergeht die Zeit wie im Fluge. Tanz-Jogging bietet die Chance des Ausdauertrainings, denn das Gerät steht ständig zur Verfügung und kann auf kurzem Wege erreicht werden.

(Weitere Informationen über Tanz-Jogging und eine CD finden Sie in dem Buch „Jung bleiben kann man lernen", zu beziehen beim Verfasser.)

Wir haben bereits erfahren, dass der Wechsel der wichtigste Antrieb des Lebens darstellt. Dauer-Stress dagegen mit seiner ständigen Beschleunigung wird zu einer wachsenden Gefahr, besonders für Menschen in Verantwortung. Oft reicht die Kraft nur noch dazu, müde und abgespannt die Negativinformationen der Tagesschau über sich ergehen zu lassen. Es mangelt an der notwendigen Initiative, im Dunkeln oder bei Nebel einsame Laufrunden im nahe gelegenen Stadtpark zu absolvieren. Stattdessen können wir in einer derartigen Situation die antriebsfördernden Strukturen der Musik nutzen, die bereits im Sitzen den Fuß auf- und niederschwingen lässt. Diese Musik belebt und sorgt für den Einstieg auf das bereitstehende Minitrampolin, so dass die Tagesschau mit ihren Horrormeldungen vielfach ihren Schrecken verliert – einmal durch den Abbau von Stress über das herzschonende Ausdauertraining, zum anderen durch die belebenden Elemente der Musik. Wenn das Negative im

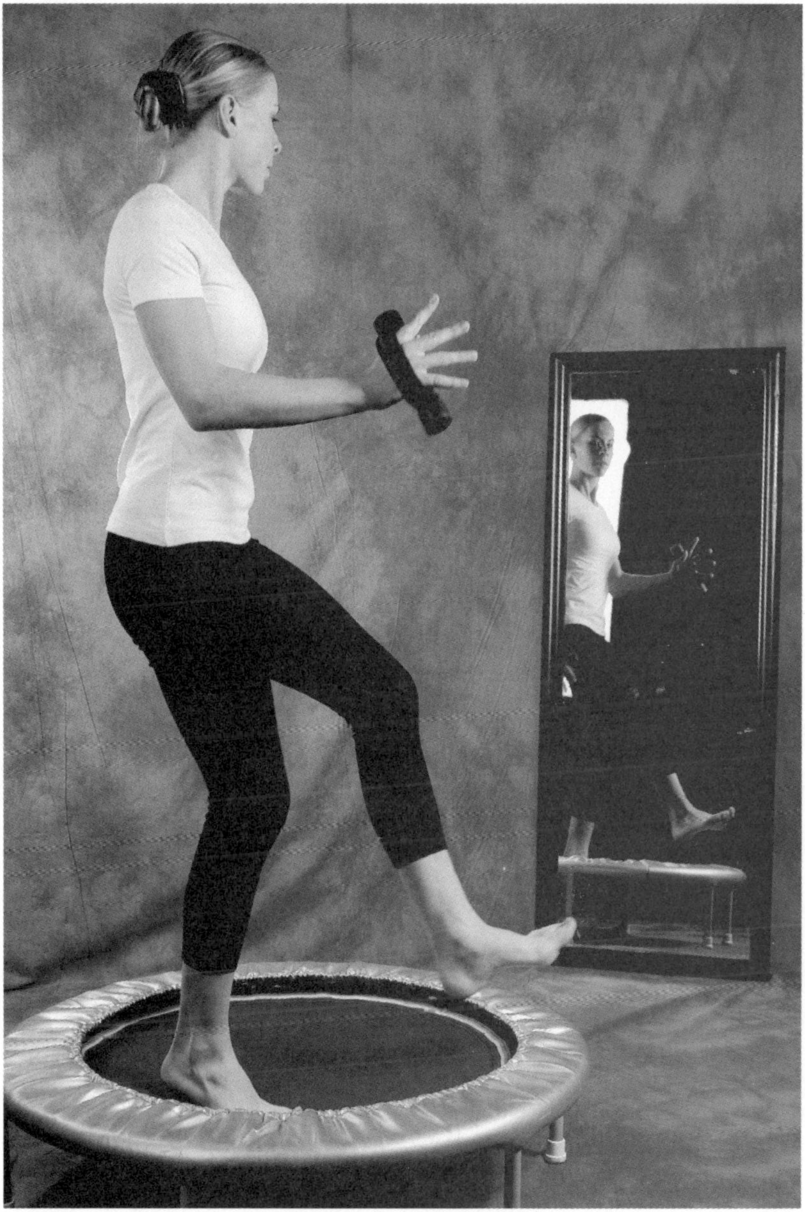

Swing-Walking auf dem Minitrampolin mit Spiegelreflexion und Handgewichten ist ein optimales Ganzkörpertraining.

Fernsehen nun gar kein Ende nimmt, so kann ich mich beim Tanz-Jogging umdrehen und dem Tagesschau-Sprecher den Rücken zukehren.

> ***Nur Fliegen ist schöner als Tanz-Jogging auf dem Minitrampolin zu Hause! Eine wunderbare Hilfe, um nachhaltig eine Ernährungsumstellung zu schaffen.***

„Meine Pfunde – Deine Pfunde"

Pfunde spenden – Ein guter Grund mehr zum Abnehmen

Eine neue Idee macht das Abnehmen attraktiver: Die Aktion „Meine Pfunde – Deine Pfunde" sammelt alle in Deutschland abgenommenen (und gemeldeten) Minus-Pfunde und rechnet sie in Plus-Pfunde um. Für jedes abgenommene Pfund geben Sponsoren und Spender dazu einen bestimmten Betrag, der dann an Hungernde (v. a. Kinder und Jugendliche) in Entwicklungsländern weitergeleitet wird.

Die Abnehmwilligen werden so zusätzlich motiviert: „Sich selbst etwas Gutes tun – und damit anderen helfen!", so das Motto der Aktion, die europaweit umgesetzt werden soll.

„Meine Pfunde – Deine Pfunde" arbeitet als Verein ehrenamtlich und ist von der Ernährungsmedizinerin Dr. Kirsten Schnack erdacht und mit z. T. prominenter Unterstützung durch Ärzte, Ernährungsberater, Personalmanager, Politiker und weitere Personen des öffentlichen Lebens gegründet worden.

Ziel ist es, einen zusätzlichen Motivationsschub für das gesunde Abnehmen von Einzelpersonen und Gruppen zu geben und damit zugleich „einen wesentlichen Beitrag zur Verbesserung von Gesundheit und Gerechtigkeit in Industrie- und Entwicklungsländern" zu leisten (Dr. Schnack). Es sei erschreckend, dass etwa genauso viele Menschen in entwickelten Staaten übergewichtig seien, wie es Hungernde in anderen Ländern gebe. Täglich müssten 100.000 Menschen, darunter allein 20.000 Kinder, an den Folgen von Unternährung sterben.

Interessierte (Abnehmwillige, Ärzte, Abnehmgruppen, Unternehmen, Spender, Sponsoren usw.) können sich informieren unter Tel. 040-22 92 99 34 oder www.mpdp.de.

Dr. Kirsten Schnack führt regelmäßig Seminare zum Thema „Adios, Kilos" auf Korsika, in der Schweiz und im Allgäu durch. Information unter www.praeventionszentrum.com oder E-Mail: kirstenschnack@hotmail.com.